U0341052

实用家庭养生方法

战胜不孕不育的智慧

庞保珍　庞清洋　编著

中医古籍出版社

图书在版编目（CIP）数据

战胜不孕不育的智慧/庞保珍，庞清洋编著 . - 北京：中医古籍出版社，
2015. 1

（实用家庭养生方法）

ISBN 978 - 7 - 5152 - 0654 - 7

Ⅰ. ①战… Ⅱ. ①庞… ②庞… Ⅲ. ①不孕症 - 诊疗 Ⅳ. ①R711. 6

中国版本图书馆 CIP 数据核字（2014）第 154494 号

实用家庭养生方法

战胜不孕不育的智慧

庞保珍 庞清洋 编著

责任编辑 王 梅
封面设计 韩博玥
出版发行 中医古籍出版社
社 址 北京东直门内南小街 16 号（100700）
印 刷 三河市华东印刷有限公司
开 本 710mm×1000mm 1/16
印 张 15 彩插 4 页
字 数 200 千字
版 次 2015 年 1 月第 1 版 2015 年 1 月第 1 次印刷
印 数 0001~3000 册
ISBN 978 - 7 - 5152 - 0654 - 7
定 价 26. 00 元

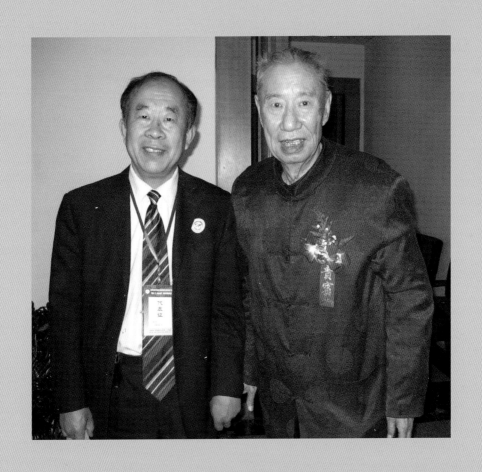

庞保珍主任医师（左）与首届"国医大师"李振华（右）合影

庞保珍主任留念

大医精诚

李振华

2011年8月

首届"国医大师"李振华为庞保珍题词

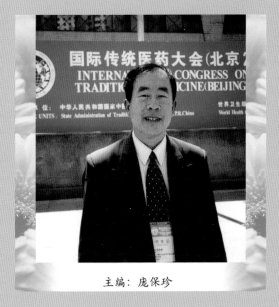

主编：庞保珍

庞保珍主编简介

庞保珍，男，1958年出生，山东省聊城市东昌府区人。著名养生专家、不孕不育专家；山东省聊城市中医医院主任医师；世界中医药学会联合会药膳食疗研究专业委员会常务理事、妇科专业委员会常务理事、男科专业委员会常务理事；国际中医男科学会副主席；中华中医药学会妇科分会委员、养生康复分会委员、生殖医学分会常务委员、男科分会常务委员；中国中医药研究促进会妇产科与辅助生育分会常务委员；中国性学会中医性学专业委员会常务委员；山东中医药学会不孕不育专业委员会副主任委员。聊城市优秀中青年中医药人才、聊城市名中医药专家。精研于男科、妇科、性医学与养生，对不孕不育、性功能障碍、前列腺炎等妇科、男科病有精深研究，尤其在诊治不孕不育上有较高的学术造诣，特别在不孕不育中医外治法等研究领域成果丰富，诊治男、女生殖医学疾病的知识面广，理论功底深厚，临床经验丰富，主张用中医的思维诊治疾病；对养生保健的研究取得了突出成就；自幼至今以读书、藏书为乐，博览群书，博采众长，师从多位名医，学验俱丰。独立完成与主编《不孕不育中医治疗学》《不孕不育中医外治法》《不孕不育名方精选》《性功能障碍防治精华》《中西医临床生殖医学》《男性健康之道》《中医男科病证诊断与疗效评价标准》《饮食养生之道》等专著16部，参编著作3部（副主编1部），发表中医论文180多篇；其治疗不孕症的论文已在美国SCI收入杂志发表。获国家级、地市级等优秀学术、科技成果奖10余项。获国家专利5项，尤其不孕症领域2项国家发明专利影响较大。名字与业绩已载入十余部国际和国内名医大词典，被誉为"送子观音"、"养生大家"。

E-mail: pangbaozhen@sina.com

手机：13606357986

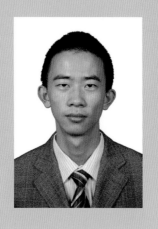

庞清洋简介

　　庞清洋，山东中医药大学硕士研究生，研究方向：生殖医学。导师为全国著名中医妇科专家、生殖医学专家连方教授，深得其传。自幼以读书藏书为乐，勤奋好学，德医双馨。在导师的精心指导下，刻苦学习中医古典医著，尤其重视诵读四大经典，深研各家学说，取各家之长，继承中医精华，刻苦学习中医基础理论，夯实了中医基础，学到了中医的思维，同时注意及时吸收现代医学研究的有关科技成果，衷中参西；在继承祖国医学的基础上，努力创新，精益求精；始终以中医理论指导临床，坚持中医整体观念与辨证证论治，针对病机治疗，突出中医特色，用中医的思维诊疗疾病。获国家发明专利 2 项，参编著作 12 部，发表医学论文 23 篇，其中 SCI 论文 2 篇。

内容提要

　　本书由著名不孕不育专家编著，以通俗易懂而又不脱离科学性的语言，从中西医两个角度系统阐述了不孕不育与人类辅助生殖技术基本知识、辅助生殖技术法律法规、优生优育知识，阐述了不孕不育疾病的发病原因、如何诊断与治疗、怎样预防等。全书突出科学性、通俗性、实用性、先进性，是一部系统全面阐述防治不孕不育疾病的高级科普书籍，是一部即可供不孕不育医务工作者参考，更适合广大不孕不育患者阅读的不可多得的好书。

序　一

不孕不育症不仅是常见难治疾病，而且关系到人类繁衍、家庭幸福与社会安定和谐问题，因此，科学防治不孕不育是世界医学领域研究的重要课题之一。

中医是中国的国粹，有治疗不孕不育的宝贵内容。庞保珍主任医师，刻苦研读中医经典，并在此基础上旁及各家，博及医源，发掘中医宝库之精华，同时，以唯物主义史观学习易经易道易图，与文、史、哲，逻辑学交叉渗透融合，提高"悟性"，用中医的思维指导诊疗工作，打下了坚实的中医理论基础，临床上已有较高声誉，科研上亦颇有建树，学验俱丰，三十余年来一直从事中医男科、妇科事业，特别在不孕不育的诊治上有较高的学术造诣，可谓硕果累累；并始终坚持中医辨证论治、医治不孕不育症，以中医药为主，衷中参西，走原汁原味的中医辨证论治之路，用中医的思维诊疗，是其取得较好疗效的根本；尤其临床之余，勤于笔耕，在独立完成与主编《不孕不育中医治疗学》《不孕不育中医外治法》《中医男科病证诊断与疗效评价标准》等15部著作之后，近又主编《战胜不孕不育的智慧》一书。

该书以通俗易懂的语言，全面系统阐述了不孕不育与人类辅助生殖技术基本知识、辅助生殖技术法律法规、优生优育知识，阐述不孕不育疾病的发病原因、预防知识、如何诊断与治疗等，并阐述了以中医理论指导不孕不育的防治。全书突出科学性、通俗性、实用性、先进性。是一本即可供不孕不育医务工作者参考，更适合大众与广大不孕不育患者阅读的不可多得的好书，故欣然为之序。

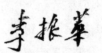

2014 年 8 月 16 日

（李振华为首届"国医大师"）

序　二

WHO 人类生殖研究特别规划署报告，世界范围内不孕不育率高达15%～20%，中国不孕不育率同样较高。不孕不育与癌症、心脑血管疾病并列为当今影响人类健康的三大疾病，这种特殊的健康缺陷，已成为造成家庭破裂、影响社会和谐的主要因素之一。目前，我国每年实施试管婴儿 80000 余例，耗资 20 亿元，抱婴率仅 25%。不孕以及相关的流产、先天性缺陷严重影响了出生人口素质。宝宝是上天赐给每个家庭最好的礼物，是每个父母心中的魂宝，是不孕不育家庭的最大渴望。因此，应该高度重视不孕不育的研究。

不孕不育不是一个独立的疾病，而是多种妇科、男科、性科学疾病造成的一种后遗症或结局。庞保珍主任医师，三十多年来一直潜心研究妇科、男科、性科学疾病，且重点研究不孕不育症，知识丰富、全面，对不孕不育有较高的学术造诣，有扎实的专业功底，学术上已臻成熟，临床上已成名家，科研上亦有建树。他之所以学有所成，业有所长，绝非偶然，三十多年来，师从多位名医，一直踏实用功，虚心好学，且始终以读书、藏书为乐，博览群书，博采众长，淡泊名利，兢兢业业，勇于实践，勤于笔耕。在发表医学论文 180 多篇，在独立完成与主编《不孕不育中医治疗学》《不孕不育中医外治法》等十二部著作之后，又广采博收祖国医学宝库之精华，著成《战胜不孕不育的智慧》。

该书以通俗易懂而又不脱离科学性的语言，从中西医两个角度系统阐述了不孕不育与人类辅助生殖技术基本知识、辅助生殖技术法律法规、优生优育知识，阐述不孕不育疾病的发病原因、如何诊断与治疗、怎样预防等，重点谈预防，预防既是重点又是大众能掌握的，预防不孕不育疾病的高级科普书籍是预防不孕不育疾病的重要手段，其目的是通过科学的宣传从而减少不孕不育的发病率，提高治愈率。全书突出科学性、通俗性、实用性、先进性，是一本即可供不孕不育医务工作者参考，更适合广大不孕不育患者阅读的不可多得的好书，故欣然为之序。

世界中医药学会联合会妇科分会现任会长
尤昭玲
中华中医药学会妇科分会名誉主任委员
2014 年 4 月 6 日

序　三

不孕不育症是临床上常见的病症，生育年龄夫妇中约 10% 患有不孕不育症。虽然该症一般不会危及人们的健康和生命，但长时间的不孕不育往往给患者精神财力上带来巨大的痛苦，影响夫妻感情，甚而导致家庭破裂。由于不孕不育症的诊断治疗一般需要较长时间，甚至数年不愈，对个人和家庭甚至社会都是一个沉重的负担。由于不少打广告的无良医院也看上了这个专业领域，无病当有病，小病当大病滥施治疗，使得患者雪上加霜。

预防不孕不育普及生殖医学方面的知识，对减少不孕不育发病率，提高民众生殖健康水平等具有重要意义。我从事中医、中西医结合男科临床与研究近四十年，其中不育症患者占 80% 左右，在临床了解到颇多患者及家长由于缺乏预防不孕不育症的知识，如隐睾、附睾炎、睾丸炎、斜疝、严重精索静脉曲张等患者未能及时正确诊断治疗，甚至导致了患者的终身遗憾。

认识庞保珍主任医师多年，除在学术会议期间的交流外，还时常通过邮件、电话、短信、微群等进行交流，是学术上的好友。他天赋睿智，思维敏捷，具有扎实的专业知识，在同行及患者中颇有声誉，更重要的是他精于学习研究理论、善于总结临床经验，在繁忙的门诊业务之暇勤于笔耕，至今主编及编著出版了《不孕不育中医治疗学》《不孕不育中医外治法》《中医男科病证诊断与疗效评价标准》等 12 部专著，可谓著作等身。

庞保珍主任医师从事中医男科、妇科专业三十余载，尤其在不孕不育症的诊治上有较高的造诣，除撰写专业学术著作外，最近又主编了针对老百姓防治不孕不育症的科普书籍《战胜不孕不育的智慧》，实在是惠及民众的大好事。

该书从中西医两个角度，以通俗易懂的语言，全面系统阐述了不孕不育与人类辅助生殖技术基本知识、辅助生殖技术法律法规、优生优育知识，阐述不孕不育症的发病原因、预防知识、如何诊断与治疗等。全书突出科学性、通俗性、实用性、先进性。

如何预防不孕不育症，普及不孕不育症的知识，是我们临床专科医师所需要掌握，但又比较容易忽视。随着现代辅助生殖技术的推广，在商业化的驱使下，有滥用倾向，其实真正需要采用试管婴儿技术的应该不超过不孕不育患者的5%，但是现在很多辅助生殖医学单位有不孕不育症患者有求必应，因为这个技术从优生优育及遗传学的角度而言存在着隐患，亟需引起专业人员的重视，同时也要引起不孕不育症患者的关注，切莫因为不需要长时间查找病因的治疗而轻率采用。

有鉴于此庞保珍主任医师以通俗易懂而又不脱离科学性的语言，编著了《战胜不孕不育的智慧》科普专著，本书既适合广大读者、尤其是不孕不育患者的阅读，又可供不孕不育症专科医师参考，故乐为之序。

中华中医药学会男科分会主任委员
中华中医药学会科普分会副主任委员

戚广崇
甲午年戊辰月于沪上双万斋

前　言

　　婚育是一个人生命历程中极其重大的事件，生儿育女，享受天伦之乐，是人们的美好愿望，但目前不孕不育患者越来越多，且已成为影响婚姻家庭男女身心健康的一个重要问题，所以，必须高度重视不孕不育课题的研究。

　　过去只重视治疗，轻视预防，结果越治不孕不育疾病越多，代价越来越大，路子不对，预防才是减少不孕不育的最佳途径，现在虽然有所重视预防，但是预防重视仍然不够，只有重视预防，不孕不育疾病才能越来越少，才是投入少，收效大的控制不孕不育疾病的科学之路。

　　预防不孕不育疾病的高级科普书籍是预防疾病的重要手段，然目前预防不孕不育疾病的科普书籍有的医学术语味道太浓，大众难以看懂；有的虽然易懂但缺乏科学性；有的单从西医论述，有的单从中医论述等等；谈如何治疗的太多，治疗是患者很难掌握的事情，治疗必须在专家的指导下进行；目前的科普多是论述从一个病或一个症怎样防治，缺乏从整体来预防治疗。

　　不孕不育的夫妇，一般会受到家庭伦理、地方习俗等多方面的社会压力，多日奔波在求医的途中。许多对就诊前的准备不了解，造成当日不能检查，需再次就诊或需要等待而浪费时间，很多患者在医疗机构就诊时或紧张或焦虑等，与医师交流不能抓住重点，对医师的医嘱不能理解透彻，往往人为的耽误治疗、无所适从或有病乱投医。许多患者单靠吃药治疗而疗效较差或不能治愈，但通过科学的养生保健，采用健康的生活起居方式却能喜得贵子，或通过科学的治疗与采用健康的生活起居方式而痊愈。为此，呼吁大众要更新观念，改变只重视治疗，不重视预防保健的错误观念，为此，编辑本书。

该书以通俗易懂的语言，从中西医两个角度系统阐述了不孕不育与人类辅助生殖技术基本知识、辅助生殖技术法律法规、优生优育知识，阐述不孕不育疾病的发病原因、如何诊断与治疗、怎样预防等知识，重点谈预防，预防既是重点又是大众能掌握的，其目的是通过科学的宣传从而减少不孕不育的发病率，提高治愈率。全书突出科学性、通俗性、实用性、先进性。本书容易被大众所接受，适合供大众科学防治不孕不育阅读，同时可供广大临床医务工作者与学生参考。

本书承首届"国医大师"李振华教授、世界中医药学会联合会妇科分会现任会长、中华中医药学会妇科分会名誉主任委员尤昭玲教授；中华中医药学会男科分会主任委员戚广崇教授为本书作序，在编写过程中参考了一些学者的研究资料，在此一并致以谢忱！应当特别提出的是首届"国医大师"李振华欣然为本书作序，对首届"国医大师"李振华教授的勉励和鞭策，表示衷心的感谢！

笔者虽欲求尽善尽美，然而仍难免还会有疏漏之处，祈望同道和读者斧正。

山东省聊城市中医医院不孕不育科　庞保珍

2014 年 8 月 16 日

目　录

第一部分　不孕症

一、不孕症患者必备的基本知识

1. 女性生殖器官是怎样组成的

女性生殖器官是由外生殖器及内生殖器组成的。外生殖器包括阴阜、大阴唇、小阴唇、阴蒂、阴道口、处女膜及前庭大腺。内生殖器官包括阴道、子宫、输卵管、卵巢，与受孕、胚胎的孕育息息相关。

2. 女性各个生殖器官的功能

阴道是性交器官，也是经血排出与胎儿娩出的通道。子宫是孕育胚胎、胎儿与产生月经的器官。输卵管是一对细长而弯曲的肌性管道，是精子和卵子相遇受精的场所，也是向宫腔运送受精卵的通道。卵巢是一对扁椭圆形的腺体，位于子宫的两侧，是女性的性腺，主要功能是产生卵子、排卵和分泌女性激素。

3. 月经是怎么回事

月经是子宫内膜受卵巢分泌的雌孕激素影响出现的周期性脱落、出血。

4. 月经是如何形成的

卵巢受下丘脑与垂体的调控，周期性地分泌雌激素和孕激素。这些激素作用于子宫，使子宫内膜层发生一系列的改变，黄体萎缩后卵巢分泌的雌激素和孕激素水平下降，子宫内膜坏死、剥脱，引起出血，产生

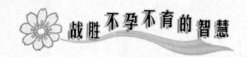

月经。卵巢分泌的激素随着卵泡的发育、排卵等变化发生周期性改变，子宫内膜也随之发生周期性变化，出现周期性的、规律性的出血。一个月经周期包括月经期、卵泡期和黄体期，这是一个周而复始的变化过程。

5. 卵巢上有多少卵泡

卵巢的基本生殖单位是卵泡。卵泡自胚胎时期开始形成，之后就在不断的减少中，其道理尚不清楚。在出生时女性卵巢内约有 200 万个卵泡，在儿童期多数卵泡就退化了。至青春期发育时，卵巢上只剩下约 30 万个卵泡。

6. 生育期每个月排几个卵

进入青春期后，受大脑分泌的促性腺激素的影响，卵泡开始周期性的发育、成熟。在生育期，每个月卵巢上都有一批卵泡发育，但一般只有一个优势卵泡可达完全成熟，并排出卵子。其余的卵泡发育到一定程度而自行退化，称卵泡闭锁。

7. 女性一生中总共排出多少个卵

女性一生中一般只有 400～500 个卵泡发育成熟并排卵，仅占总数的 0.1% 左右。

8. 卵泡的发育过程是怎样的

卵泡的生长过程分为以下几个阶段：始基卵泡、窦前卵泡、窦状卵泡、排卵前卵泡、排卵。

始基卵泡的发育远在月经周期起始之前就已经开始，从始基卵泡至形成窦前卵泡需 9 个月以上的时间，从窦前卵泡发育到成熟卵泡共需 85 天时间，实际上跨越了 3 个月经周期。而卵泡生长的最后阶段约需 15 天，是月经周期的卵泡期。

9. 何谓卵泡募集

窦状卵泡发育的后期，相当于前一卵巢周期的黄体晚期与本周期卵泡早期，大脑分泌的卵泡刺激素（FSH）水平及其生物活性增高，超过一定水平后，可以使卵巢内有一组窦状卵泡开始发育，这种现象称为募集。

10. 何谓排卵

卵细胞从卵巢被排出的过程称为排卵。

11. 排卵是如何发生的

排卵前卵泡发生了黄素化，可以产生少量孕酮。黄体生成素（LH）及卵泡刺激素（FSH）排卵峰与孕酮协同作用，激活卵泡液内蛋白溶酶活性，溶解卵泡壁隆起的尖端部分，形成排卵孔。排卵时随卵细胞同时排出的有放射冠、透明带与少量卵丘内的颗粒细胞。排卵多发生在下次月经来潮前 14 日左右。

12. 何谓黄体

排卵后卵泡液流出，卵泡壁塌陷，卵泡颗粒细胞和卵泡内膜细胞向内侵入，周围有卵泡外膜包围，共同形成黄体，形成颗粒黄体细胞与卵泡膜黄体细胞。排卵后 7~8 日（相当于月经周期第 22 日左右），黄体体积与功能达高峰，直径 1~2cm，外观色黄。若没有受孕，黄体在排卵后 9~10 日开始退化。

13. 黄体期是怎么回事

排卵日至月经来潮为黄体期，一般为 14 日。黄体功能衰退后月经来潮，此时卵巢中又有新的卵泡发育，开始新的周期。

14. 何谓白体

黄体退化时黄体细胞逐渐萎缩变小，周围的结缔组织与成纤维细胞侵入黄体，逐渐被结缔组织取代，组织纤维化，外观色白，称为白体。

15. 月经周期是如何调控的

月经周期的调节主要涉及下丘脑、垂体与卵巢。下丘脑是下丘脑——垂体——卵巢轴的启动中心。下丘脑分泌促性腺激素释放激素（Gn-

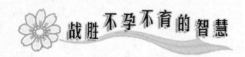

RH），调节垂体促性腺激素（Gn）释放，调控卵巢功能。卵巢分泌性激素对下丘脑－垂体有反馈调节作用。下丘脑、垂体和卵巢间相互调节、相互影响，形成完整、协调的神经内分泌系统，称下丘脑——垂体——卵巢轴。

16. 垂体促性腺激素包括什么激素

下丘脑分泌促性腺激素释放激素（GnRH），促性腺激素释放激素作用于腺垂体，使之分泌垂体促性腺激素（Gn），即卵泡刺激素（FSH）与黄体生成素（LH）。

17. 卵泡刺激素的作用

卵泡刺激素（FSH）是卵泡发育必需的激素，直接促进窦前卵泡及窦状卵泡生长发育；促进卵巢雌二醇合成与分泌；调节优势卵泡选择与非优势卵泡闭锁；在卵泡期晚期与雌激素协同，为排卵及黄素化做准备。

18. 黄体生成素的作用

黄体生成素（LH）的生理作用是在卵泡期刺激卵泡膜细胞合成雄激素，为雌二醇的合成提供底物；排卵前促使卵母细胞进一步成熟及排卵；在黄体期维持黄体功能，促进孕激素、雌激素合成与分泌。

19. 卵巢性激素对下丘脑、垂体的反馈作用是怎么回事

卵巢性激素对促性腺激素释放激素（GnRH）、卵泡刺激素（FSH）、黄体生成素（LH）的合成与分泌具有反馈作用。在卵泡期，血中雌激素<200pg/ml 时，雌激素会抑制下丘脑分泌促性腺激素释放激素（GnRH）、抑制垂体分泌卵泡刺激素（FSH）、黄体生成素（LH）（负反馈）。随卵泡发育，雌激素水平逐渐升高，负反馈作用渐加强，FSH 浓度下降；当卵泡发育接近成熟时，卵泡分泌的雌激素达高峰，循环中雌激素浓度为200pg/ml 时，刺激下丘脑促性腺激素释放激素（GnRH）和垂体黄体生成素（LH）、卵泡刺激素（FSH）大量释放（正反馈），形成排卵前黄体生成素（LH）、卵泡刺激素（FSH）峰；排卵后，卵巢形成黄体，分泌雌激

素和孕激素，两者联合作用使 FSH、LH 合成和分泌受抑制，进而抑制卵泡发育；黄体萎缩时，血中雌孕激素下降，两者联合对 LH 和 FSH 的抑制作用逐渐解除，黄体生成素（LH）、卵泡刺激素（FSH）回升，卵泡又开始发育，新的卵巢周期开始。上述过程周而复始。若未受孕，卵巢黄体萎缩，子宫内膜失去雌孕激素支持而坏死、脱落、出血。可见月经来潮既是一个生殖周期的结束，又是一个新生殖周期的开始。

20. 卵巢合成的性激素是什么

卵巢合成与分泌的性激素均为甾体激素，主要有雌激素（雌二醇与雌酮）、孕激素及少量雄激素。

21. 雌激素的生理作用是什么

①促进子宫肌细胞增生和肥大，使肌层增厚；增进血运，促使和维持子宫发育；增加子宫平滑肌对缩宫素的敏感性；②使子宫内膜腺体与间质增殖；③使宫颈口松弛、扩张，宫颈黏液分泌增加，稀薄，易拉成丝状；④促进输卵管肌层发育，加强输卵管平滑肌节律性收缩振幅；⑤使阴道上皮细胞增殖及角化，黏膜变厚；增加细胞内糖原含量，使阴道维持酸性环境；⑥使阴唇发育丰满，色素加深；⑦协同 FSH 促进卵泡发育；⑧通过对下丘脑和垂体的正负反馈调节，控制促性腺激素的分泌；⑨促使乳腺管增殖，乳头、乳晕着色；⑩促进水钠潴留。

22. 孕激素的生理作用是什么

①降低子宫平滑肌兴奋性与对缩宫素的敏感性，抑制子宫收缩，有利于胚胎及胎儿在宫内生长发育；②使子宫内膜从增殖期转化为分泌期，为受精卵着床做准备；③使宫颈口闭合，黏液分泌减少，性状变黏稠；④抑制输卵管平滑肌节律性收缩频率及振幅；⑤加快阴道上皮细胞脱落；⑥促进乳腺小叶及腺泡发育；⑦孕激素在月经中期具有增强雌激素对垂体 LH 排卵峰释放的正反馈作用；在黄体期对下丘脑、垂体有负反馈作用，抑制促性腺激素分泌；⑧对下丘脑体温调节中枢有兴奋作用，可使基础体温在排卵后升高 $0.3 \sim 0.5℃$。临床作为判定排卵日期标志；⑨促

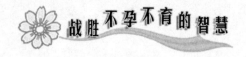

进水钠排泄。

23. 雄激素的生理作用有哪些

青春期开始，雄激素分泌增加，促使阴蒂、阴唇与阴阜发育，促进阴毛、腋毛生长。雄激素过多会对雌激素产生拮抗作用，可减缓子宫及子宫内膜生长及增殖，抑制阴道上皮增生与角化。雄激素能促进蛋白合成，促进肌肉生长，并刺激骨髓中红细胞增生。在性成熟期前，促使长骨骨基质生长和钙保留；性成熟后可导致骨骺关闭，使生长停止；雄激素还与性欲有关。

24. 输卵管有什么功能

输卵管是运送精子、卵子与受精卵的重要器官，也是精子贮存、获能、受精的场所。其生理功能靠输卵管黏膜纤毛活动、输卵管蠕动与节律性收缩完成。输卵管伞端呈漏斗状，有许多细长的指状突起，覆盖于卵巢表面，排卵时起到拾卵的作用。卵巢排卵时，输卵管开口处移向卵巢排卵部位，将卵子摄入输卵管腔内，通过输卵管的蠕动，管腔内液体的流动，以及管腔内细胞上的纤毛摆动等，将卵子输送到输卵管壶腹部等待受精。受精后，受精卵在输卵管壶腹部，借助输卵管的蠕动与输卵管腔内纤毛的摆动，渐渐向子宫腔方向移动。因此，输卵管的发育正常，管腔通畅是正常受孕的必要条件。输卵管炎症等原因可造成输卵管粘连、扭曲、变形，导致管腔堵塞而致不孕。如果输卵管伞部组织遭到破坏以致影响伞部的拾卵功能，输卵管内膜遭到破坏影响输卵管的运送功能，即使输卵管通畅，也影响受孕。

25. 正常受孕的必备条件是什么

首先要有正常的生殖细胞，即男性有正常的精子，女性有正常的卵子。其次精子与卵子可以正常结合，结合后还必须能够在子宫内膜着床。

26. 什么时间性交容易受孕

女性一个月经周期一般仅排卵1个，排卵后卵子可存活24小时左右，而精子仅可存活 72 小时左右，因此在排卵前后性交才有受孕机会。

27. 怎样计算排卵期

排卵一般发生在下次月经前的 14 天左右。对于月经周期 28 天的妇女而言，排卵期正好在两次月经周期的中间。排卵前，基础体温较低，排卵后基础体温升高 0.3～0.5℃，测量基础体温有助于计算排卵期。对于月经周期不太规律的女性，可以采用排卵试纸或 B 超检测的方法掌握排卵期。

28. 生化妊娠是怎么回事

指血或尿监测发现怀孕，但 B 超未能发现宫腔内有胎囊。

29. 月经规律是否代表排卵正常

月经是子宫内膜受卵巢分泌的雌孕激素影响出现的周期性脱落、出血。一般情况下，排卵正常才能有正常的月经，规律的月经是卵巢功能正常的体现。但是月经规律并不一定代表有正常排卵，如青春期、更年期与功能失调性子宫出血的患者可以有无排卵月经。

30. 排卵正常是否代表输卵管通畅

卵子是由卵巢产生的，输卵管负责精子与卵子的运送，两者在输卵管内结合，受精后受精卵也是由输卵管运送到宫腔的。这两者是不同的器官，起到不同的作用，相互不能替代，两者协同起来才能完成受孕过程。因此，排卵正常不能代表输卵管通畅。

31. 怎样优生

优生是指生育健康、聪明高素质的后代。一般把优生学分为"消极优生学"和"积极优生学"两种。前者又称负优生学或预防性优生学，是用产前诊断，遗传咨询等手段，减少有遗传性疾病的孩子出生，降低先天性畸形或遗传性疾病的患病率，即劣质的消除，但不是对劣质的遗传因素个体的消灭；后者又称正优生学或演进性优生学，是通过人为的

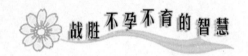

因素，减少或消除不利的遗传基因，增加或移植优良的等位基因，来培育优生婴儿，增加优秀人才的数量，即优良遗传因素的扩展。两者说法不同，目的则一：消除劣质的遗传因素，扩展优良的遗传因素，提高人类的素质。

英国科学家·高尔顿1883年提出"优生"这一概念。我国马王堆帛书《胎产方》有"内象成子"的论述，此为胎教和优生的最早萌芽。南北朝《褚氏遗书》所说的"孕而育，育而子坚壮强寿"，即寓有优生优育之意。据《中国通史简编》考证，我国早在公元前12世纪便提出了同姓不婚，认为"男女同姓，其生不蕃"。历代均有所发展。

人才是最宝贵的具有决定意义的财富，关系到国家的盛衰，民族的兴亡。人才的培养，应从优生做起。优生优育，利国利民。

（1）择优婚配，预防遗传疾病

婚姻匹配是优生的第一关键。所谓匹配，是指年龄相当，血缘不亲，身体健康的男女双方结合。

适龄结婚，切忌早婚。

近亲不婚，减少残疾。三代以内有共同祖先的男女结婚称为近亲结婚。从遗传学上来说："近亲"指的是较近血缘亲属。成书于春秋战国时期的《左传》提出："男女同姓，其生不蕃"。"内官不及同姓，其生不殖，美先尽矣，则相生疾"。《国语》曰："同姓不婚，恶不值也。"1980年我国《新婚姻法》中明确规定："直系血亲和三代以内的旁系血亲禁止结婚"是有科学道理的。

婚前体检，疾愈而婚。婚前体检，可发现生殖器官的发育缺陷或不利于生育的疾病，尤其是通过婚前检查和家族调查，可以发现遗传病或遗传方面的问题。目前已发现有3000多种疾病与遗传有关。

（2）注意交合避忌

不良地利不宜交合。

不良天时不宜交合。由于恶劣的气候超过了人体的自身调节功能，使人体阴阳失去平衡，发生气血逆乱，达不到神交的和谐程度，自然易病，影响优生。

情绪不佳不宜交合。现代研究精神愉快，心情舒畅之际交合，利于优生。临证发现一些注意在心情舒畅之际交合，性生活美满者，后代多聪明，反之则差。

醉不交合。现代研究证明，"酒可乱性，亦可乱精"的结论是有科学道理的。饮酒尤其是长期饮酒可使血中睾酮水平降低。特别是平时不饮酒的男性，即使多饮一次烈性酒，也可能引起睾酮水平降低，24小时以后才可恢复正常。临证所见死精子症、畸形精子症等，咨询发现多数都有饮酒的嗜好。若酒后受孕，极易导致胎儿智力低下、畸形、死胎等。古代著名文人李白、陶渊明的后代却多智力低下可为例证。

吸烟不交合。现代研究，一支香烟可以产生2000毫升的烟雾，内含尼古丁、烟焦油、一氧化碳等多种有害物质。这些有害物质不但危害人体健康，而且会引起性功能障碍、精子畸形、染色体异常等。可导致胎儿发育异常。吸烟量越大，吸烟时间越长，则精液中畸形精子比例和胎儿致畸率也越高。孕妇吸烟可导致胎盘血管痉挛，胎儿缺氧而造成大脑发育迟缓，体质过低，先天性心脏病等。被动抽烟，同样有害。故为了健康与优生提倡戒烟。

病不交合。有病者不应怀孕，应积极调治，待病愈之后再孕，以利优生。

劳不交合。凡是日常工作过于劳累，均可损伤血气，进而影响精液的化生。因此，平时要注意避免过度劳累，利于养精。血充精旺，就为优孕创造了良好的物质基础。

怒不交合。怒为肝志，如果过怒、多怒则相火随之而动，疏泄太过，肾的闭藏作用失职，虽然没有进行男女交合，精血亦因之而暗耗。精血亏损，一旦受孕，影响优生。且多怒影响性高潮的到来，影响优生。孕后多怒等情志不畅，则影响胎儿的身心发育，不利优生。

（3）节欲惜精，的候交合

节欲保精，的候（排卵期）同房。性交过频，不但精子的质量不好，而且性交的快感较差，影响优生。俗语"小小离别似新婚"，适当的节欲，精子的质量，性交的快感均可增强，利于优生。

（4）性和谐

先戏两乐，利于达到性高潮，达到性高潮时，阴道内等发生一系列的变化，利于受孕与优生。

（5）孕期保健

胎儿的正常发育，即靠先天精血养育，亦与孕期的摄生优劣关系密切。提倡孕期保健，是保证优生的重要因素，故孕期应注意做好以下事项。

合理营养。胎儿在子宫内生长发育，主要依靠来自母体供应的营养，孕母既要负担胎儿营养又要保证自身的营养，因此必须增加营养，并要合理搭配，注意全面营养，防止偏食。例如长期维生素 D 和钙磷不足，不但会影响胎儿的骨骼发育。而且孕母自身也会引起骨软化症；又如缺少铁，将会引起胎儿生长发育不良，孕母身体会贫血；再如锌营养不足，将会影响胎儿正常发育，或引起胎儿畸形。根据对人脑发育的研究得知，约在怀孕第 10～18 周，是胎儿脑细胞生长的第一个高峰，出生后第 3 个月是婴儿脑生长的第二个高峰。孕期以及产后 3 个月尤应注意食鸡蛋和鱼，以利于优生。

孕期卫生。慎起居，适寒温，衣着要宽大舒适，对乳房不宜束缚过紧，以免限制乳房的增大和腹中日益增长的胎儿活动。

孕期慎忌。①病毒感染：感染风疹、带状疱疹、麻疹、脊髓灰质炎、单纯疱疹、流感、肝炎等之病毒，可通过胎盘屏障，进入胎儿体内，导致胎儿出现心脏畸形、耳聋、白内障、肝脾肿大、小头症、紫斑病、智能障碍，甚或使胎儿宫内死亡、流产或早产等。②慎用药物：某些药物可通过胎盘进入胎儿体内，导致胚胎基因和染色体突变，引起胎儿畸形、死胎、流产。例如反应停（致海豹儿）、利眠宁（致唇颚裂）、阿司匹林（致骨骼、神经系统、肾畸形）、巴比妥类（致指趾短小）、雌激素（致男婴女性化）、安宫黄体酮（致女婴男性化、男婴尿道下裂）、氯霉素

（抑制骨髓，致灰婴综合征）、四环素（使牙釉质发育不全、先天性白内障）、卡那霉素（损害听神经，引起先天性耳聋、肾损害）、磺胺类（引起新生儿黄疸、核黄疸）等。因此，妊娠期不能滥用药物，若因治病服药，必须在医生指导下使用，以确保孕妇和胎儿不受损害。③忌房劳：妊娠期性生活应有所节制，尤其在妊娠3个月内及妊娠晚期应禁止性生活。④忌烟酒：饮酒过量，不仅危害母体，也必然损及胎儿。大量资料表明，酒精分解后形成的某些有毒物质，能通过胎盘屏障进入胎儿体内，导致"胎儿酒精中毒"，导致胎儿发育迟缓，出生后子女多有生长停滞，智力低下，性格异常，甚或发生畸形。故孕期戒酒。据检测烟草中有1200多种有毒物质。这些有毒物质可使子宫及胎盘血管收缩，血流量减少，使胎儿得不到足够的养料和氧气，致使胎儿处于缺氧状态，影响胎儿的生长发育，导致流产、早产及死胎等。且所生孩子也多体弱多病，智力低下。另外，烟中的有毒物质，还能引起遗传物质发生突变，引起胎儿发生先天性心脏病，以及发育畸形。因此，为了母子健康，孕妇不仅自身不吸烟，而且要避免被动吸烟的危害。

（6）胎教

胎教不是指胎儿直接从母亲的心理活动接受教育，而是指母亲在怀孕期间的多种活动，尤其是精神修养能够影胎儿发育。

事实证明，中医学的胎教之说，是有学术价值的科学理论。多普勒测定仪监测和子宫内窥镜观测证实，3个月以后，胎儿的大多数器官已逐步发育完善，其耳目和感觉对外界的声音、动作，皆有反应。故孕妇长时间的恐惧、愤怒、烦躁、悲哀等，可导致身体功能和各种内分泌激素发生明显变化，并诱使子宫内环境改变而影响优生。

由于孕妇的情绪与修养对胎儿的健康和智力发育有很大的影响，所以，避免有害孕妇身心健康的精神刺激，非常重要。同时，其家庭成员也应给予孕妇更多的关心，让孕妇常听悦耳的琴瑟之音，多看优美的画景，使其情绪安定、舒畅、有益于胎儿出生后健康、聪慧、长寿。

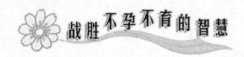

（7）产诊诊断

产前诊断，又称"出生前诊断"或"宫内诊断"。是预防出生有严重先天性、遗传性疾病的患儿的有效方法，是为积极性治疗和选择性流产提供科学依据。常用的方法有：羊水检查、B型超声、夫妇血型及Rh因子检查。

（8）治疗母疾、祛除劣胎

为了优生，及时治疗母亲的疾病非常重要。积极治疗孕期疾病，以保证胎儿的正常发育。对孕妇因患严重疾病不宜生育者，当主张堕胎。从优生的角度看，对孕妇患严重疾病，导致胎儿发育障碍，出生后无生活能力的孩子，如无脑儿、血友病母亲所怀男性胎儿、孕早期患过风疹等病毒性疾病或用过大量可致畸药物者，有选择性的堕胎，是一个积极有效的措施。

32. 达到性和谐的方法

性生活和谐是配偶双方在性生活时达到彼此愉悦美满的境地。未达到性和谐应注意以下几点。

（1）学习性科学知识：首先夫妻双方应了解性的基本知识以及一些男女性生理的特点与差异，这是获得美满的夫妻性生活的前提之一。从避免发生性功能障碍的角度看来，性和谐的及早建立，更是有着积极的意义。因为相当部分的男性性功能障碍的患者，就是因为不懂得这些特点和差别，和不能达到和谐所造成的。我们讨论性的协调与和谐，也正是从预防与治疗性功能障碍出发的。

最好从第一次性生活开始，就予以应有的重视。因为首次性交不可避免地有紧张与羞涩的心理，而且缺乏经验，最易导致失败，以致成为性功能障碍的开端。结婚以后，如果交媾是和谐的，就会出现满意感的发展，否则，会产生失望情绪，甚至动摇婚姻的基础。

（2）讲究性道德：夫妇在性生活上要互相尊重，互相体贴照顾，平等相待。男方不可不顾女方是否愿意，或在情绪准备不足的情况下，强制女方进行性交。女方亦不可只是为了迁就男方而有求必应，应付了事，或在协调过程中未能得到性的满足时，就埋怨男方，或冷漠不与配合。否则就可能导致性功能障碍的发生，甚至使双方都产生性的冷淡，对彼此都无裨益。

（3）性交前调情：要想获得和谐的性生活，必须在性交前做些准备工作，这是每对夫妻性生活中不可缺少的内容。

从性欲释放看，性的性奋，男性为冲动型，来的快，去的也快，而女性却与男性相反，性欲是逐步唤起的，来的缓慢，去的也缓慢。这是影响夫妻性生活和谐的主要因素。故在性交之前，男方应先做一些启示、诱导与爱抚等进行调情，如亲吻：一个吻，能使脉搏跳动频率从 70 次/分，增加到 150 次/分，从而加强人体血液循环，使细胞吸收大量氧。一个吻，能把人体大量的荷尔蒙激发出来，其作用高于一剂吗啡。一个吻，可以使面部的 27 块肌肉都运动起来，有助于消除脸部的皱纹。一个吻，可以消耗人体 12 卡路里的热量，使人变得更苗条。亲吻是一种简易的保健操，爱做这种保健操的人不易患循环系统疾病、胃病与失眠症。德国《图片报》称亲吻是一位"保护天使"，如果丈夫离家上班时接受妻子一个吻，就不易出交通事故。待女方出现了性兴奋的信号（如阴道分泌物增多等）和要求时再开始进行，这样就利于双方的高潮同时出现，达到满意的境地。若男方突然性起，强制而行，并且急迫射精，草率收兵，然后鼾然大睡，而女方则兴奋始发，没有得到性的满足，辗转难眠，满腹委屈，无法诉说，天长日久就会直接影响夫妻感情与健康长寿。

一般说来，丈夫应提前给妻子以暗示，提出性交的建议，然后开始性交。这个过程越细，越能激发起对方的性欲，双方才能享受到更多的快乐。在这个过程中，双方可采取各种方法来激起对方的性欲，以求加速对方的性冲动的发生。尤其是男性，应考虑到女性性生理的特点，即女性的性兴奋发生缓慢，发展也较迟缓，性感区广泛，丈夫应利用女方的动情区给妻子以充分调动，除语言外，亲吻妻子的口唇、爱抚妻子的乳房，尤其是抚弄乳头，并刺激妻子的大腿内侧、大小阴唇尤其是阴蒂等性敏感区，可激发女方的性欲，使其引起性兴奋。这段时间大致需

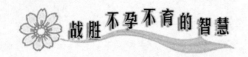

10～30分钟，待女方引起性欲时，阴道会出现大量漏出液，湿润了阴道与阴道口，保证了阴道的滑润，此时双方适宜开始正式的性行为。

只有双方都进入了强烈的性兴奋期以后，再进行性交就较容易获得双方都有满足的性生活。然而，有些丈夫不注意性生活的准备阶段，没有充分认识到在性生活前使女方动情是多么的重要。这种人往往是自己一有了性兴奋就要求性交，造成妻子还未进入兴奋期即开始性生活，这种情况往往难以达到性生活的和谐，久而久之，必然导致性生活不和谐。在一方有性的要求后，必须设法激发对方也有性的要求，进入兴奋期后再开始性交才符合性生理的发生发展规律。特别是对女方更需要一个激发情欲的过程，等待她进入性兴奋期。如果男方先出现了性兴奋，这时丈夫应自觉地抑制自己的性冲动，耐心地多方面地激发妻子的情欲；妻子也应主动地默契与丈夫配合，争取自己早一些产生激情，并暗示给丈夫，令其开始性交。

若女方有性冷淡、性厌恶等性障碍疾病时应及时诊治。如女方恐惧受孕，应选择适宜的避孕方法，打消顾虑。因妇科疾病引起女方性交疼痛者也应及早求医。总之，设法使女方恢复对性交的欲望与要求，这是女方能顺利出现性反应周期的必要条件。

（4）相互配合：和谐的性生活只有在夫妻双方互相配合下才能获得。作为丈夫不能只有在想性交时才变得温柔多情，而应经常给予妻子关怀和体贴，平时多进行情感交流，因为性生活是男女双方共同完成的一件事，只有有了共同的感情，才能达到双方密切配合。尤其是男方，切忌性急和粗暴，绝不可只顾自己的感受而忽视或不顾妻子的意愿。

女方也不要认为满足丈夫的性欲是妻子应尽的义务而勉强应付，进行性生活时，必须夫妻双方均有自觉的性交意愿才行。只有在互爱的气氛中，向对方示意或提出性要求，才不会使对方感到突然又能得到更多的欢乐。不少女性在性生活前是需要男性的诱导下才动情的。一方情绪不佳或强迫对方进行性生活，不顾对方意愿而勉强性交，不仅使对方得不到最美好的性快感，日久还会产生厌恶情绪，导致性欲减退等。

在某种程度上，男性能保持相对良好的性功能，需要有女性帮助和配合，或者说，女性的性功能具有更重要的意义，故女性应该更重视自身的性功能。女方应该有理解和更好地配合男方的责任，可能由于女方内分泌的原因，另外还有一些局部改变如阴道分泌物减少的问题，一部分女性在性交时会引起一些疼痛，应该求医治疗，采取有效的措施。男性也很可能因疲劳或心理负担，可出现一过性的性功能障碍，此时有的女性当即表示怀疑对方有外遇，甚至贸然斥之于"你不行了"，或"你满足不了我了"，这样有可能产生导致男性性功能障碍的严重后果，故夫妻双方应相互理解。

（5）性交中双方性欲的保持：性交时注意力分散，可使性高潮到达时间往后推迟；注意力集中则可使性高潮较早较快的出现。故开始性交后，妻子的精神应集中在体验性的快感上，夫妻双方不应再谈论和性生活无关的事情。因为精神不集中，会影响神经的兴奋性，特别是交谈一些令人不愉快的事，常常会使双方性的兴奋不是高涨而是下降。作为妻子尤其应注意切忌流露出对丈夫的不满，甚至斥责与抱怨丈夫，这样往往会破坏丈夫的性兴奋，甚至可引起或加重丈夫阴茎疲软现象，会加重和促进性生活不和谐。相反，如妻子给予丈夫体贴、温柔，会激发丈夫的性欲；妻子激动的情绪、迫切的求欢欲望，都会感染丈夫，激起丈夫的情欲，促使性生活和谐、美满。

性交时情绪安定而不紧张、愉快而不背思想包袱，而且要有安适而不被干扰的环境，这一点在首次性交时特别重要。从这一点出发，婚前的性交对和谐的建立十分不利，应该避免；当然，这更重要的是属于性道德范畴的问题。

（6）巧妙运用缓激法：一方面男方应多克制自己，推迟性高潮的出现，另一方面应多方位刺激女方的性感区，调动情绪，促进她性高潮的到来。

男性的龟头，尤其是系带与阴茎头冠处最为敏感，该部位受到刺激后，性快感最强，易引起性高潮的出现。故丈夫不应单独只顾追求自己

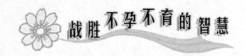

的性快感，而应克制自己，力争阴茎头冠、系带等敏感部位少受刺激。具体方法是将阴茎前端送入阴道深处，暂不作抽送动作，而采取晃动、摇动等动作。这样既减小了对阴茎的摩擦与刺激，又可因阴茎根部与阴阜等处对妻子的外阴部全面的刺激，来推动妻子性高潮的出现。同时丈夫还应多方位、频繁地刺激妻子的动情区，如亲吻口唇、爱抚乳房、大腿内侧等，进一步激发妻子性高潮的出现。当动情区与生殖器获得性快感而达到性高潮时，舒适感会迅速波及女方的全身。妻子性高潮时的全身表现及阴道出现的节律性不自主收缩，又会增加丈夫的快感，此时丈夫再加大抽送阴茎的动作幅度，促进其性高潮的出现，而这时的最后冲刺，往往又会激发起妻子第二个性高潮的出现，夫妻双方均获得了最美好的和谐的性生活。

（7）促进性高潮的技巧：性高潮是夫妻性兴奋的顶点：是夫妻双方性交流的高峰体验，是一种超越自我境界的意识，故夫妻在性生活中均希望达到性高潮。怎样才能享受性高潮的幸福呢？其方法是：①实行爱肌训练。即锻炼女性耻骨尾骨肌的收缩力，方法是将阴道括约肌及肛门括约肌收缩一下，然后松一下，算一次，早晚各做60次，锻炼一个月，然后将这种动作用于性生活中去，可加强阴道对阴茎的紧握作用，有利于提高快感。②适当变换性交体位。如女方经过性学医生检测发现阴道前壁有G点，则建议采用女上位性交，有利于阴茎更有效地刺激G点，促进女性性高潮的早降临，另外对夫妻双方也可协调性快感。③学会将性幻想与身体的性刺激结合起来。④重视性事前的前奏活动。⑤加强夫妻间的性感交流。⑥要充分利用性敏感区，强调夫妻双方积极主动参与性活动。

古代房中术有关的性技巧：我国古代房中术，对性交艺术与方法进行了高度的概括；内容有"十动"、"十节"、"十修"、"八动"、"十已"。所谓"十动"，指的是交合时阴茎抽送的次数，每一动都有它的养生效果。所谓"十节"，即模仿十种动物的姿式进行性交，是仿生学在房事生活的具体运用。所谓"十修"指的是性交中阴茎抽送的方向、速度、频率、深浅。所谓"八动"，指的是性交中的姿式变化及其表现的心理。所谓"十已"，描写的是交合中每一个回合的特征，此外，还论及女子在性交中的快感反应及男女互补的观点。

（8）消退期丈夫应有的爱抚和温存：当夫妻均达到性高潮，得到性满足后，自然地进入消退期。男子在达到性高潮后，性兴奋会迅速下降，阴茎也会很快软缩下来。而女性的性欲消退则较缓慢，女方性器官的充血也是逐渐消失的。不少男性不注意女方的这一生理特点，射精后即认为是万事大吉而入睡，这种做法是不对的，对女性的性欲满足与情绪、心理状态都是不利的，日久也会影响女方对性的要求。故男性射精后不要立即结束性器官的接触，暂不要将阴茎抽出，略停片刻，以满足妻子对性感的要求。若同时与妻子进行交谈，以及给予爱抚或亲吻，会使妻子得到身心的满足和快意。

二、正确认识不孕症

1. 不孕症是一种什么样的病

女子婚后夫妇同居 2 年以上，配偶生殖功能正常，未避孕而不受孕；或曾孕育，未避孕而又 2 年以上不再受孕者称为不孕症。

不育与不孕不同。不育是指女方有过妊娠，但均以堕胎、小产、早产、死胎、死产而告终，未得活婴者。现也把男子不能生育称不育。

关于不孕的年限，现在各国未统一。我国中西医在过去均定为 3 年。1984 年国际妇产科联合会将不孕标准改为 2 年。中国中西医结合学会妇产科专业委员会于 1987 年制定不孕的标准是：凡育龄妇女婚后 2 年，夫妇同居，性生活正常，男性生殖功能正常，未避孕而不孕者，称为原发性不孕症。末次妊娠后 2 年未避孕而不孕者，称为继发性不孕症。WHO 定为 1 年。WHO 的定义是指在有规律的不避孕的性生活一年后仍不怀孕者。

我国于 1995 年 1 月 1 日正式在全国各级各类中医院实施中华人民共和国中医药行业标准《中医病证诊断疗效标准》。现摘录如下：

（1）病名诊断标准　育龄妇女由于肾虚、肝郁、痰湿、血瘀等原因，导致冲任、子宫功能失调，结婚1年以上，或曾孕育后1年以上，夫妇同居，配偶生殖功能正常，而不受孕者，称为不孕症。

（2）诊断依据　①育龄妇女结婚1年以上，夫妇同居，配偶生殖功能正常，不避孕而未能受孕者，为原发不孕。曾有孕产史，继又间隔1年以上不避孕而未怀孕者，称为继发不孕。②排除生殖系统的先天性生理缺陷和畸形。

（3）证类诊断标准　①肾阳亏虚：婚后不孕，经行量少色淡，头晕耳鸣，腰酸形寒，小腹冷感，带下清稀，性欲淡漠，有时便溏。舌淡胖，苔白，脉沉细尺弱。②肾阴亏虚：婚后不孕，经行先期，量少色红，五心烦热，咽干口渴，头晕心悸，腰酸腿软。舌红少苔，脉细数。③痰湿内阻：婚后不孕，月经后期，量少色淡，形体肥胖，胸闷口腻。苔白腻，脉弦。④肝气郁滞：婚后不孕，月经不调，量或多或少，色紫红有血块，情志失畅，经前胸闷急躁，乳房作胀，行经少腹疼痛，苔薄白，脉弦。⑤瘀滞胞宫：婚后不孕，经行后期量少，色紫有块，小腹疼痛，临经甚。舌边或有紫斑，苔薄黄，脉弦或涩。

不孕是全世界共同关注的疑难病证，女性不孕并不是一个独立的疾病，而主要是许多妇产科疾病的一种结局或后遗症。例如先天子宫发育不良、生殖器畸形、月经病、带下病、癥瘕等均可以导致不孕。

不孕的发生关系夫妇双方。根据国内一些地区流行病学的调查，女方因素占50%～60%，男方占30%～40%，双方同时不能孕育占10%。不孕的发病率世界卫生组织统计各国不尽相同，一般地说，西方国家发病率较我国高。国内按上述标准统计，不孕发病率10%左右，亦有资料提出不孕发病率为10%～15%。

2. 不孕症的分类

（1）**按夫妇两方面的原因分类**

①女性不孕症　男方检查正常，由女方原因引起的不孕者。

②男性不孕症　女方检查正常，由男方原因造成的女方不孕者。

③男女双方性不孕症　由男女双方原因引起的不孕者。

（2）按曾否受孕分类

①原发性不孕　从未受孕者。《山海经》称"无子"，《千金要方》称"全不产"。

②继发性不孕　曾有过妊娠，未避孕而又2年以上不再受孕者。《千金要方》称"断绪"。

（3）按预后情况分类

①绝对性不孕　夫妇一方有先天性或后天性解剖生理缺陷无法矫正而不能受孕者。

②相对性不孕　夫妇一方因某种因素以致生育能力降低，或妨碍受孕而经过治疗后能受孕者。

（4）按生理病理特点分类

①生理性不孕　青春期、哺乳期、月经期等，由于生理特点而不能受孕者。

②病理性不孕　生理功能紊乱、炎症、性病、结核、子宫内膜异位症、肿瘤或其他器质性病变等，由于病理原因而引起的不孕者。

（5）按病变属性分类

①功能性不孕　由于生殖神经内分泌功能失调而不能受孕者。

②器质性不孕　由于器质性病变原因而引起的不孕者。

（6）按发病部位、因素分类

①按发病部位分卵巢性不孕、宫颈性不孕、子宫性不孕、输卵管性不孕等。

②按发病因素分内分泌失调（排卵障碍）、性功能障碍、炎症、肿瘤、免疫、理化、环境及精神心理因素不孕等。

（7）按中医病因病机分类

分为肾虚、肝郁、痰湿、血瘀不孕等。

（8）按先后天原因分类

由于先天性发育异常或遗传性疾病引起的不孕，称为先天性不孕。

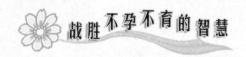

因后天的功能失调或生殖器官器质性病变所致的不孕，称为后天性不孕。

3. 世界卫生组织（WHO）女性不育简化调查中诊断分类

（1）性功能障碍　诊断标准是没有生育期的知识。性生活次数少（每月≤2次）。

（2）高泌乳素血症　诊断标准是血清泌乳素水平反复升高的患者，并未证实有下丘脑－垂体区病变和无甲状腺功能减退。

（3）下丘脑垂体区器质性病变　标准是蝶鞍异常。可能是垂体区或垂体内的肿瘤，包括泌乳素瘤或垂体外病变所导致的压迫，如脑膜瘤或颅咽管瘤。

（4）闭经伴高卵泡刺激素　可能出现在原发闭经或继发闭经并提示卵巢衰退，但染色体核型正常。

（5）闭经伴有足量内源性雌激素　可发生在原发或继发闭经并具有以下情况：①孕酮撤退试验阳性或未做；②雌二醇水平正常。

（6）闭经伴有低内源性雌激素　可发生在原发闭经或继发闭经任何一种诊断中并具有以下情况：①孕酮撤退试验阴性或未做；②雌二醇水平低；③卵泡刺激素（FSH）正常；④甲状腺功能正常。

（7）月经稀发　此诊断指有自然月经出血间隔36天至6个月之间，且病人不能列入其他诊断类型。

（8）不规则月经和（或）排卵　诊断要求具有下列条件之一：①月经类型不规则；②月经规律或月经稀发，为非持续排卵；③或月经类型为月经频发但有持续排卵。

（9）无排卵伴有规律月经　条件是月经规律或月经频发伴有持续无排卵。

第5～9项诊断必须伴有排卵功能失调，在没有找到任何病因学诊断时使用，需要具备下列情况：①无药物治疗史；②无全身疾病史；③无环境和职业因素；④无酗酒或使用药物过量；⑤泌乳素水平正常。

（10）先天异常　包括染色体核型异常和盆腔检查、子宫－输卵管造影或腹腔镜检查有内生殖道异常。

（11）双输卵管阻塞 标准是子宫输卵管造影或腹腔镜检查时证实双侧输卵管阻塞。

（12）盆腔粘连 标准是造影提示盆腔粘连但必须由腹腔镜证实。

（13）子宫内膜异位症 必须经腹腔镜证实才能诊断，然后按照美国生育学会的分类。

（14）后天性子宫或宫颈病变 可能由于感染或刮宫术、剖宫产或子宫肌瘤切除术后引起的子宫变形。宫颈病变可能由于电烙术、锥形切除或环形活检术等引起。

（15）后天性输卵管异常 可能由于子宫输卵管造影或腹腔镜诊断任何一侧输卵管阻塞，或有输卵管异常但无阻塞。

（16）后天性卵巢病变 可用双合诊检查（或超声），但必须经腹腔镜证实。

（17）生殖器结核 应经子宫内膜活体组织或经血进行豚鼠接种培养而证实后记录此诊断。

（18）医源性原因 包括内科（药物）治疗引起的排卵功能失调，诊断需要：排卵状况的结论是持续无排卵或不持续排卵且有阳性药物治疗史。

（19）全身性原因 若以下各条可以作为诊断记载：①甲状腺功能异常；②有全身性疾病史者，排卵状况持续无排卵或非持续无排卵；③存在环境或职业的因素；④酗酒或用药过量。

（20）不能确立诊断（无腹腔镜检查） 当所有检查均正常但未进行腹腔镜检查，诊断需要有：①足够的阴道性交频率；②规律的月经；③证实持续排卵；④正常泌乳素水平；⑤正常内生殖器；⑥正常子宫腔；⑦双侧输卵管通畅；⑧未进行腹腔镜检查。

（21）交媾后试验不正常 仅作为男性或女性任何一方无异常时的诊断。

（22）原因不明的不育 除交媾后试验正常外，若排除了上述全部诊断标准可用这一诊断。

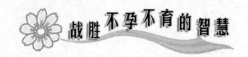

4. 女性不孕症的未来发展

未来女性不孕症的诊疗将逐渐由治疗为主的现状转变至预防不孕发病，同时更加关注职业、心理、环境等可控因素对女性不孕的影响。不孕症治疗技术的研究也不仅停留在辅助生殖技术的改进，同时关注不孕治疗前的生活模式指导，如体重、饮食、吸烟、感染、用药等因素对助孕结局的影响。对现有 ARTs 监测系统的完善，后代安全性的队列研究等都将是未来女性不孕症领域关注的热点。

5. 不孕症的临床表现有哪些

不孕症病情复杂，造成的原因之多，因此表现不一。就中医辨证而言：①肾阳亏虚者可变现为：婚后不孕，经行量少色淡，头晕耳鸣，腰酸形寒，小腹冷感，带下清稀，性欲淡漠，有时便溏。舌淡胖，苔白，脉沉细尺弱；②肾阴亏虚者可表现为：婚后不孕，经行先期，量少色红，五心烦热，咽干口渴，头晕心悸，腰酸腿软。舌红少苔，脉细数。③痰湿内阻者可表现为：婚后不孕，月经后期，量少色淡，形体肥胖，胸闷口腻。苔白腻，脉弦。④肝气郁滞者可表现为：婚后不孕，月经不调，量或多或少，色紫红有血块，情志失畅，经前胸闷急躁，乳房作胀，行经少腹疼痛，苔薄白，脉弦。⑤瘀滞胞宫者可表现为：婚后不孕，经行后期量少，色紫有块，小腹疼痛，临经甚。舌边或有紫斑，苔薄黄，脉弦或涩。

6. 不孕症患者是否都有症状

临床发现不少不孕症患者，平时没有任何不适的表现，只是婚后 1 年以上，未避孕而未孕，但经过系统的检查可发现有输卵管阻塞、免疫性不孕症等情况的存在。因此，不孕症患者，应该到正规医院进行男、女双方的科学系统检查。

7. 不孕症是怎么诊断的

中华人民共和国中医药行业标准《中医病证诊断疗效标准》中关于

不孕症的病名诊断标准：育龄妇女由于肾虚、肝郁、痰湿、血瘀等原因，导致冲任、子宫功能失调，结婚 1 年以上，或曾孕育后 1 年以上，夫妇同居，配偶生殖功能正常，而不受孕者，称为不孕症。

中医诊断可以根据中医的理论进行辨证论治即可。

西医诊断：可根据病情，适当选择输卵管通液、子宫输卵管造影、基础体温（BBT）测定、宫颈黏液检查、阴道脱落细胞检查、性激素测定、免疫检测、B 超监测卵泡发育、LH 试纸测定、腹腔镜、宫腔镜等检查明确其诊断。

8. 常用的输卵管检查方法是什么

常用的检查方法有：输卵管通液术、输卵管造影术。

（1）输卵管通液：输卵管通液检查可对输卵管是否通畅进行初步判断，并且还具有一定治疗作用。

输卵管通液是通过导管向宫腔内缓慢注入液体，约每分钟 5ml，共 20ml 左右。医师根据注液阻力大小、有没有回流，以及注入液体量与患者的感觉，来判断输卵管是否通畅。若顺利注入 20ml，无阻力，无回流，表示输卵管通畅；如注入 5～10ml，即感阻力大，患者下腹胀痛，放松压力即回流达 10ml，表示输卵管阻塞；注入时虽有阻力，但仍可继续注入，有少量回流，表示输卵管通而不畅。

输卵管通液术方法简便，不需要特殊设备，也没有明显副作用，而且费用低，注入含有抗生素与溶解纤维的药液还有治疗作用，可以重复操作，因此是目前最常用的、应用最广泛的输卵管检查方法。但是它也有缺点，因为输卵管是双侧的，如果有一侧通畅而另一侧不通畅时，注入药液时也可能没有阻力，药液通过通畅的那一侧进入腹腔，因而是无法判断是哪侧输卵管通畅或有阻塞，如果两侧输卵管都阻塞，则注入药液的阻力很大，却不知道阻塞在输卵管的哪一部位。而且，如果输卵管有痉挛的情况存在时，注入的阻力也会较大，会被误认为阻塞。

（2）子宫输卵管造影：常用的造影剂有两种：40% 碘油（碘化油）与 76% 碘溶液（泛影葡胺）。使用前必须注意，应先做药敏试验，无不适反应后再进行造影。方法与输卵管通液术相似，但在 X 线机台上进行。用碘油的患者，在注药当时及 24 小时后各摄片 1 张；用碘溶液（泛影葡胺）造影者，应在注药中立即摄片，注入 5 ~ 10ml 时，即可显示出子宫及输卵管腔内的影像。

输卵管造影术检查一般安排在月经干净后 3 ~ 7 天进行，与输卵管通液术相同，造影前不能性交。造影前应先做碘过敏试验，便秘者宜在造影前服泻药或在造影前 2 小时做清洁灌肠，清除肠内容物，使摄片清晰。造影前排尿，以免影响子宫的位置。其禁忌证有：①生殖器官有急性或亚急性炎症者；②严重心肺疾病；③碘过敏者；④正常分娩、流产或吸宫、刮宫后 6 周之内；⑤月经期或有子宫出血者。

输卵管造影的优点是，能显示子宫与输卵管腔内全部形态，能较准确地判断病变部位及通畅情况。在 X 线荧光屏及压力表的监视下，如果加大注入造影剂的压力，有可能扩开输卵管的轻度粘连，疏通输卵管，起到一定的治疗作用。但其缺点是，有极少数的患者可能伴发肺动脉油栓，就是造影剂进入血液，回流到心脏，再到肺，形成栓塞，严重的甚至危及生命。而且造影剂如为油剂，吸收速度较慢。若输卵管不通，长时间贮留在管腔内的造影剂可刺激局部，发生肉芽肿。如果注入造影剂的压力过高，还有导致输卵管破裂的可能。

9. 检测是否排卵的方法有哪些

（1）基础体温（BBT）测定：在月经周期中，随着不同时期雌、孕激素分泌量的不同，基础体温出现周期性变化。成年妇女排卵后，黄体形成并产生孕酮，刺激下丘脑的体温调节中枢，使体温上升 0.3 ~ 0.5℃，至月经前 1 ~ 2 天或月经第一天体温下降。故正常月经周期，将每天测得的基础体温画成连线呈双相曲线，提示卵巢功能有排卵和黄体生成；而无排卵者基础体温呈单相体温。基础体温测定方法：每晚临睡前将体温表的水银柱甩至 35℃ 以下，放在伸手就可拿到的地方，第二天清晨睡醒后，不说话，不起床，不活动，将体温表放在舌下，测口腔温度 5 分钟并记录，特殊情况如性交、感冒发热要注明，一般需连续测量至少 3 个月以上。

（2）宫颈黏液检查：宫颈黏液是宫颈腺体的分泌物，受雌、孕激素影响，正常育龄妇女宫颈黏液的理化性质呈周期性变化。在排卵期，雌激素使宫颈黏液稀薄、透明、拉丝长，黏液涂片出现典型羊齿植物叶状结晶。排卵后涂片见成排的椭圆体，提示在雌激素作用的基础上，已受孕激素影响，此时宫颈黏液转为黏稠、量少，形成宫颈黏液栓，阻止精子、细菌的进入。

（3）阴道脱落细胞检查：阴道上皮细胞受卵巢雌激素的影响，具有周期性变化，阴道鳞状上皮细胞的成熟程度与体内雌激素水平成正比，观察表、中、底层细胞的百分比，表层细胞的百分率越高，反映雌激素水平越高。而卵巢早衰患者的涂片出现不同程度的雌激素低落。

（4）性激素测定：为了解卵巢功能，一般性激素检查包括六项：卵泡刺激素（FSH）、黄体生成素（LH）、雌二醇（E2）、孕酮（P）、睾酮（T）、催乳素（PRL）。抽血时间的选择应在医师的指导下，了解卵巢功能基本状况宜在月经周期的第 3 天左右；检查排卵情况宜在月经周期的12~13 天左右，月经周期较长者时间可以适当推迟；检查黄体功能宜在基础体温升高 7 天，大约为月经周期21 天左右。

（5）B 超监测卵泡发育：通过阴道 B 超直接监测卵泡的生长、发育，了解排卵情况，是现在临床最常用、最直观方法。

（6）LH 试纸测定：一般排卵前24 小时尿黄体生成素（LH）升高，患者于月经周期的第 8~9 天或在卵泡直径达 14mm 时开始，每日取晨尿测定，LH 试纸测定阳性后24~48 小时排卵。

以上检测卵巢功能的方法可以联合应用，综合分析卵巢功能。如BBT、宫颈黏液、B 超监测、尿 LH 试纸测定联合，为临床医师掌握排卵时机提供了可靠的依据。特别是在人工授精、试管婴儿中更显示出联合应用的优越性。

10. 腹腔镜在不孕症诊断中的优点

腹腔镜是一种带有微型摄像头的器械。腹腔镜手术就是利用腹腔镜及其相关器械进行的手术：使用冷光源提供照明，将腹腔镜镜头（直径为 3~10mm）插入腹腔内，运用数字摄像技术使腹腔镜镜头拍摄到的图像通过光导纤维传导至后机信号处理系统，并且实时显示在专用监视器上。然后医师通过监视器屏幕上所显示患者器官不同角度的图像，对患者的病情进行分析判断，并且运用特殊的腹腔镜器械进行手术。

微创手术是最大限度减少患者损伤的手术，腹腔镜技术就是一种微创手术，在现代妇科领域被称为"保存生命质量的手术"，已经广泛应用于妇科临床，在不孕症的诊断与治疗方面，有助于查明不孕原因并进行手术矫治，同时保存必要脏器的功能，减少损伤，缩短住院时间和迅速康复。

11. 宫腔镜在诊断不孕症中的优势

宫腔镜是一项新颖、微创性诊疗技术，是用于子宫腔内检查与治疗的一种纤维光源内窥镜，包括宫腔镜、能源系统、光源系统、灌流系统和成像系统；它利用镜体的前部进入宫腔，对所观察的部位具有放大效应，以直观、准确成为妇科出血性疾病及宫内病变的首选检查方法；宫腔镜能对病灶表面的组织结构进行细致的观察，并在直视下取材或定位刮宫，大大提高了对宫腔内疾病诊断的准确性。

宫腔是受精卵着床并赖以生长发育的场所，其病变可致不孕与流产。据医学研究文献报道，子宫性不育占女性不孕症的 30%~40%。宫腔镜能直接观察宫腔内情况，发现影响其生殖生育的宫内因素，并可在镜下直接手术治疗，矫治影响孕卵着床的宫内病变，提高、改善妊娠率。

12. 如何发现不孕症

目前，发现不孕症的途径大致有两个。一个是通过健康查体主动发现不孕症，也就是"人找病"。这是一种较好的方法，早期诊断，早期治疗，花钱少，疗效好；另外一种就是有了不孕症的表现，或因不孕出现了家庭不和睦的情况再去医院检查，这是"病找人"。虽不及"人找病"那样主动，但总比有了病不治强。提倡婚前查体，孕前科学适当的查体，利于优生，增进家庭和睦。

三、不孕症的原因是什么

1. 目前女性不孕症的病因发生了什么变化

排卵因素占女性不孕病因之首，发生率为 16% ~ 49%。但自 80 年代以来，性传播疾病（sexually transmitted diseases，STDs）迅速在全球蔓延，尤其是衣原体、支原体以及淋病的感染，造成输卵管炎与输卵管阻塞的增加。输卵管因素上升至首位。但在发达国家不孕人群增多，一方面由于生活成本及养育子女费用升高使得晚婚晚育家庭增多，另一方面则由于生育负面影响的生活模式及个人习惯，如肥胖、吸烟、酗酒等。而发展中国家则多由性传播疾病（STDs）导致，其中衣原体与淋球菌感染占绝大多数。近年来，HIV 感染与结核感染引起的女性不孕也有增加。此外，不安全的产科经历（如堕胎）与社会生活环境（如饮食结构缺陷，烟、酒、咖啡的大量摄入等）也会引起女性不孕。病因学的转变要求女性不孕症的防治重心随时转变，同时加入社会心理干预等。

2. 女性不孕症的因素是什么

以排卵障碍与输卵管因素居多：

（1）排卵障碍：占 40% 左右，主要是由卵巢本身、下丘脑、垂体、甲状腺与肾上腺等异常导致卵巢不排卵。

（2）输卵管因素：占 40%，由于输卵管阻塞或功能障碍导致精子、卵子或受精卵的运送障碍而引起不孕。

（3）不明原因：占 10%，夫妻双方经过全面的不孕检查而未发现不孕原因。

（4）子宫因素：子宫畸形、子宫黏膜下肌瘤、子宫内膜结核、息肉、宫腔粘连等影响受精卵着床，造成不孕。

（5）宫颈因素：宫颈疾病影响精子通过而导致不孕。

（6）其他：盼子心切所造成的精神紧张，免疫因素等也可能造成不孕。

3. 影响生殖健康的物理因素是什么

影响生殖健康的物理因素包括电离辐射、非电离辐射、温度、噪声与振动。

4. 电离辐射对生殖健康的影响

电离辐射主要包括 X 射线、γ 射线等。特殊职业者、接受射线治疗的病人、医疗工作人员是最易受到辐射的人群。不同类型的组织或细胞对放射线的敏感程度不同，一般情况下，繁殖能力越高或分化程度越低的细胞与组织对放射线敏感程度越高。

（1）电离辐射对下丘脑－垂体－卵巢轴的影响：电离辐射导致下丘脑－垂体－卵巢轴内分泌功能紊乱，主要发生在脑部肿瘤需行放射线治疗的患者，表现为月经稀发、闭经、高泌乳素血症、性腺功能减退、性激素分泌失调，生育力降低。Constine 等对 16 位接受头颅放疗的青春期后女性患者（平均年龄为 19 岁，到达下丘脑与垂体的辐射剂量范围为 39.6~70.2Gy，平均为 53.6Gy）进行调查研究，发现治疗后第 7 年，70% 的患者出现月经稀发，50% 出现低雌激素血症。月经稀发的患者中，半数有轻微的高泌乳素血症。很多研究显示青春期前接受头部放疗的儿童早期卵巢功能衰竭与流产的风险增高。

（2）电离辐射对卵巢的影响：卵巢对放射线极其敏感。研究显示电离辐射可直接损伤卵泡细胞 DNA，减少卵泡储备量，促使卵巢萎缩，最终造成卵巢功能衰竭。卵巢受损的程度和患者年龄、辐射量与照射部位有关。随着年龄增大，原始卵泡减少，导致卵巢功能衰竭所需的照射量也就越少。辐射量越大，卵巢损伤也就越严重。动物实验显示，卵巢在月经周期的增生期对电离辐射特别敏感，可观察到原始卵泡与初级卵泡退变，与颗粒细胞、卵母细胞等凋亡有关。女性肿瘤患者经过放疗后可出现月经稀发、卵巢早衰、生育力降低等并发症。

（3）电离辐射对子宫的影响：电离辐射可使子宫容量减少，子宫肌层纤维化，子宫内膜与血管受损。子宫受损的程度也跟辐射量、部位及患者年龄相关。研究显示青春期前子宫对电离辐射的敏感性较成年后高，14～30Gy 的辐射量就可以造成子宫功能障碍。子宫容积减少使妊娠中期流产的风险增高。子宫血管受损使子宫血供不足，影响胎儿的生长发育，低出生体重儿发生率升高。子宫内膜损伤，蜕膜生长不良影响胚胎种植与生长发育，自然流产、胎盘植入风险增大。由此可见，电离辐射对子宫的伤害可带来各种不良妊娠结局与妊娠并发症，使之成为不孕不育的原因之一。

5. 非电离辐射对生殖健康的影响

非电离辐射包括电磁辐射及微波效应等，广泛存在于日常工作生活中。手机、电脑、无线电波、广播、电视通信、工业加热、理疗、雷达探测系统等都可产生不同频率与不同功率的电磁辐射，这些工具成为现代社会不可缺少的一部分，给人类的生活带来巨大改变，但也带来一些不容忽视的生殖健康问题。非电离辐射对人体多系统均有影响，生殖系统是其中之一。

非电离辐射对人体的作用可分为致热效应与非致热效应两种，前者可引起组织损伤，后者通过共振作用使体内大分子与亚细胞结构生物学功能发生改变。非电离辐射对人体的损伤程度和电磁场的辐射时间、强度、频率、周围环境的温度等因素成正相关。目前很多研究认为电磁辐射对女（雌）性生殖功能产生不利影响。Oral 等将成年雌性大鼠暴露于 900MHz 的电磁场中，共 30 天，每天 30 分钟，发现实验组大鼠子宫内膜发生了明显的形态学改变。子宫内膜上皮细胞与腺细胞均出现了严重凋亡，间质可见嗜酸性粒细胞及淋巴细胞浸润。人群流行病学调查发现暴露于高强度低频电磁场（＞0.3μT）可诱发自然流产。

6. 温度对生殖健康的影响

目前关于单纯由高热环境导致女性不育的研究尚少。一些学者认为高热与女性不孕的关系不大。但也有研究显示热应激可降低奶牛血总雌激素的浓度，使卵泡活性与子宫内环境发生改变，从而降低妊娠率，使

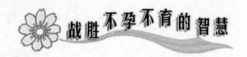

奶牛的繁殖能力下降。

7. 噪声与振动对生殖健康的影响

噪声可干扰下丘脑－垂体－卵巢轴，使生殖内分泌功能发生紊乱。许多研究显示，长期在噪声环境工作的女工（如发电厂、纺织等行业），月经异常率显著高于对照组，表现为月经周期紊乱、经期延长、痛经、经量增多等。对于噪声是否会导致自然流产目前尚存在争议。动物实验证实噪声可引起血浆儿茶酚胺水平升高，从而降低卵巢、子宫甚至胎盘的血流，影响胚胎正常植入与胎儿健康，出现生育力降低，产仔率降低，死产率增高。某些细胞因子（如 IL－lα、IL－6 等）对胚胎着床有重要的影响，噪声可引起啮齿动物体内皮质类固醇激素升高而导致雌二醇、孕酮表达发生变化，后两者使 IL－lα、IL－6 表达异常，胚胎着床率下降，产仔率降低。振动对于生殖功能的影响主要表现在其可增加自然流产的风险。国内外学者曾多次对公共汽车女司乘人员生殖健康进行调查，发现女司乘人员月经异常率、自然流产率、生殖器炎症发生率均高于对照组，认为长期接受全身振动，长时间坐位作业，精神紧张等多种因素可对女司乘人员的生殖健康造成一定威胁。

8. 影响生殖健康的化学因素包括那些

影响生殖健康的化学因素包括重金属元素（铅、镉、汞等重金属元素对生殖健康有影响）、杀虫剂、有机溶剂类物质。

9. 重金属元素对生殖健康的影响

（1）铅：铅广泛应用于现代工业中，如电磁、印刷、电子、化工、电力、食品等。铅中毒在我国慢性中毒中占首位，可引起人体多个系统的损害，对人类生殖系统也产生极大影响。

铅具有明显的生殖毒性。动物实验显示铅可直接损害卵巢，抑制卵母细胞减数分裂并促进其凋亡，使卵泡内上皮细胞凋亡、坏死，大量黄体萎缩。铅通过损伤卵巢与干扰下丘脑－垂体－卵巢轴使机体生殖内分泌功能发生紊乱。长期铅作业的女工可表现出经期、月经周期、经量异常、受孕时间延长，流产率增高。铅通过降低子宫内膜对雌激素的反应性、诱发黄体细胞不可逆性坏死等途径，影响胚胎着床，导致胚胎死亡。铅还能使孕鼠子宫蜕膜细胞坏死崩解，释放大量磷酸酯酶，使花生烯酸转化为前列腺素，导致子宫平滑肌收缩，这可能是胚胎死亡与自然流产的原因之一。此外，铅还具有极强的胚胎毒性与发育毒性，夫妇双方只要有一方从事铅作业，发生早产、流产、胚胎发育异常的几率亦增高。

（2）镉：镉是一种特别严重的工业、环境毒物。镉在环境中不能分解，长期残存，并通过食物链进入生物体内，半衰期长达 10 ~ 30 年，具有蓄积效应，可导致多系统损害。

镉可蓄积于卵巢，损害卵巢功能。近年来很多研究还认为镉是一种环境内分泌干扰物，对机体生殖内分泌活动产生不利影响。镉还可蓄积于胎盘，使胎盘滋养层细胞溶酶体囊泡化、细胞核固缩、线粒体钙化，胎盘合成绒毛膜促性腺激素、孕酮等激素的能力下降，自然流产、早产率增高。妊娠期镉暴露还可能对雌性子代生殖功能产生不利影响。

（3）汞：汞污染人群主要来自于职业性汞暴露与一些食用含汞食物者。汞通过食用、吸入、接触等途径进入人体，并可在人体长期蓄积，对人体多系统产生损伤。动物实验与人群流行病学调查都说明汞可对人类生殖系统产生明显损害。长期暴露于无机汞可扰乱动物动情周期，影响卵泡发育，干扰胚胎植入。长期吸入汞蒸气的女性（如牙科医生），表现出生育能力下降、月经异常。甲基汞可诱发死产、自然流产，还能通过胎盘蓄积于胎儿体内，对胎儿生长发育造成严重威胁。

10. 杀虫剂类对生殖健康的影响

杀虫剂包括有机汞农药、有机氯农药、有机磷农药、氨基甲酸酯农药、四氧二苯二氧杂环己二烯（TCDD）等等。杀虫剂能从多种途径发挥生殖毒性，严重则会导致不孕不育，目前已引起广泛的关注。

（1）有机氯农药：包括滴滴涕（DDT）、γ-六六六等、甲氧滴滴涕（MXC）。虽目前很多国家已停用此类杀虫剂，但它们为脂溶性，具有极强的生物稳定性，可长期存在于土壤中与生物体内发挥毒性。有机氯具有环境雌激素作用，使雄、雌性生殖内分泌功能出现紊乱，影响正常生殖功能。

（2）有机磷农药：有机磷是目前应用最为广泛的一类农药，可通过抑制体内胆碱酯酶发挥毒性作用。有机磷农药具有卵巢毒性，能诱发卵巢退行性变，抑制卵泡发育及成熟，诱导卵母细胞异倍体形成，干扰胚胎着床，且具有胚胎毒性、致畸性从而增加不良妊娠结局发生率。近来研究发现有机磷农药还是一种环境雌激素，通过干扰下丘脑－垂体－性腺轴来影响机体生殖内分泌活动。动物实验与流行病学调查显示有机磷农药还可增加自然流产的风险。

11. 有机溶剂对生殖健康的影响

有机溶剂广泛应用于工业生产中，其中尤其芳香族溶剂、二硫化碳、甲醛等对生殖系统的毒性作用最为明显。

（1）芳香族溶剂：包括苯类及其同系物，是重要的工业生产原料，广泛存在于汽油、油漆与建筑材料中。国内蒋汝刚、邢良红等分别对苯作业女工月经及生殖机能进行调查，结果显示，苯作业女工月经异常与对照组比较有显著性差异，月经异常率与苯暴露剂量呈正相关；苯作业女工自然流产率高于对照组人群。动物实验与人群流行病学调查均提示苯可干扰下丘脑－垂体－卵巢轴的内分泌调节功能，从而导致月经异常，雌性动物长期苯接触则出现动情周期异常、卵巢萎缩、闭锁卵泡数目增加、黄体数目减少等变化。

（2）二硫化碳：二硫化碳是广泛应用于工业的良好有机溶剂。腹腔注射二硫化碳对雌性大鼠亚、慢性染毒提示二硫化碳对雌性大鼠具有明显生殖毒性，表现为动情周期延长、卵泡生长发育障碍。

（3）甲醛：甲醛是室内外极其常见污染物。Shumilina 对甲醛职业接触女工月经与生殖情况进行研究发现，甲醛暴露女工月经紊乱发生率（47.5%）显著高于对照组（18.6%）；高浓度暴露（$1.5 \sim 4.5 mg/m^3$）和低浓度暴露（$0.05 \sim 0.7 mg/m^3$）女工痛经发生率（24.3%、20.2%）较对照组（9.2%）也显著增高；原发与继发不孕率在暴露组分别为

5.2%、15.3%，在非暴露组为 2.5%、6.5%。毒理学研究显示甲醛可损伤小鼠卵巢，扰乱动情周期，影响卵母细胞受精率。对于甲醛是否具有胚胎毒性、致畸性目前尚存争议，有待进一步研究。

12. 干扰内分泌系统物质对生殖健康的影响

干扰内分泌系统物质又称为环境内分泌干扰物（endocrinedisrupting chemicals，EDCs），包括二溴氯丙烷（DBCP）、DDT 及其代谢物、多氯联苯、二噁英、天然的植物雌激素与真菌毒素等，广泛出现在杀虫剂、塑料、清洁洗涤用品、化妆品等生活用品，同时还出现在食物链中，如奶制品、鱼肉类、果蔬类与食品添加剂等，其中的一些化合物具有抗降解能力，可在人体内蓄积。环境内分泌干扰物（EDCs）具有类雌激素样作用，可模拟或拮抗内源性激素，干扰下丘脑－垂体－性腺轴，影响内源性激素的合成、代谢、生物利用度，从而对女性生殖系统造成损害。母体在怀孕期间接触环境内分泌干扰物（EDCs），可导致胎儿睾丸与生殖道发育异常，造成生殖系统畸形。环境内分泌干扰物（EDCs）尚能导致卵母细胞染色体畸变，受精卵发育停滞，影响胚胎着床和发育，最终造成各种不良妊娠结局。环境内分泌干扰物（EDCs）还与卵巢早衰、子宫内膜异位症、多囊卵巢综合征、女性生殖系统肿瘤等有关。

13. 营养对生殖健康的影响

一些营养物质如维生素（叶酸、维生素 E 等）与一些微量元素（锌、硒、锰、铜等）是生殖生理活动及胚胎正常发育所必需的，如体内缺乏这些物质，性腺的发育、各种生殖生理活动就不能正常进行，从而引起不孕不育。

14. 药物对生殖健康的影响

可能对女性生育能力产生副作用的常见药物有：细胞毒药物（如化疗药可致闭经、无排卵）、类固醇类药物（如口服避孕药，雌、孕激素等）、精神安定药、抗抑郁药、降压药（利舍平、甲基多巴）、胃肠药（胃复安、多潘立酮）等，后四类药物可通过导致高泌乳素血症来影响女

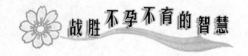

性生殖功能。

15. 烟酒对生殖健康的影响

吸烟对女性生殖能力与后代的健康均有极大影响，主要表现在：干扰下丘脑－垂体－性腺轴，抑制颗粒细胞芳香化酶，造成体内激素紊乱；加快卵泡闭锁与消耗，减少卵巢储备，导致卵巢功能与生殖能力降低；影响配子形成过程，二倍体形成率增加；造成自然流产、死产、异位妊娠、先天畸形发生；女性孕期吸烟，还增加后代患睾丸癌的风险。这些不利影响和吸烟的量、时间呈正相关。

长期饮酒的女性可出现排卵障碍、闭经、黄体功能不全、绝经年龄提前。酒精还有致畸作用。

16. 应激与心理因素对生殖健康的影响

心理因素对男女性生殖功能均有重要影响。长期处于巨大压力的情况下，可使机体处于应激状态，儿茶酚胺类应激激素分泌增多，干扰下丘脑－垂体－性腺轴的正常内分泌调节功能。男性表现出精子发生异常、性功能障碍；女性可表现出排卵障碍、闭经等。

17. 其他因素对生殖健康的影响

人类生存的环境中存在着许多对人类生殖功能不利的因素，如一些危害人类生殖健康的微生物，包括衣原体、支原体、梅毒螺旋体、滴虫、弓形虫等，可造成生殖道感染，损害生殖细胞，其中一些还具有胚胎毒性、致畸性，造成各种不良妊娠结局，甚至造成不孕不育。因此，提高生殖保健意识，注意保持生殖道卫生是预防生殖道感染的有效措施。

18. 那些人为因素容易导致子宫内膜异位症

（1）人工流产手术中，子宫内膜组织可能被吸入盆腔与腹腔，从而导致子宫内膜异位症的发生。

（2）剖腹产手术时，子宫内膜组织随羊水可能留在手术切口处和盆、腹腔各处，一旦时机成熟，子宫内膜就会生长。

（3）经血逆流、阴道闭锁粘连，子宫内膜组织不能随经血顺利地排出，就只好从输卵管逆流向盆腔和腹腔。

19. 那些生理因素会导致催乳素升高

（1）夜间与睡眠（2~6Am）。

（2）排卵期与黄体期。

（3）妊娠期：较非孕期升高≥10倍。

（4）哺乳期：受按摩、乳头吸吮引起急性、短期或持续性分泌增多。

（5）产褥期：3~4周。

（6）低血糖或过饱。

（7）运动与应激刺激。

（8）性交：在性高潮时明显升高。

（9）胎儿与新生儿（≥28孕周至产后2~3周）。

上述因素会导致催乳素（PRL）升高，但无需治疗。因此在诊断前要除外这些生理性因素。

四、正确认识不孕症的患病情况

1. 不孕症发病率与不孕症患病率是两个不同的概念

为了解不孕症的流行病学，必须先明确两个概念：不孕症发病率表示结婚满2年时，在有生育意愿的人群中新发生不孕的病例数。发病率是由发病报告或队列研究获得的疾病频率，衡量不孕的出现情况。不孕症患病率指在某时点检查时在育龄人群中（22~40岁）不孕症患者的总数，为特定时间所调查人群中不孕的新旧病例数，而不论发病时间。患病率是由横断面调查获得的疾病频率，衡量疾病的存在或流行情况。由于不能真正确定不孕的发病时间，不孕的发病率常常很难精确计算。因此，对不孕流行病学调查报告的结果往往是不孕的患病率。

2. 国际不孕症的患病率

不孕症的发病率和患病率与社会因素有关。在各国各地区有很大差别，这与社会发展、民族习俗、文化卫生等因素有关。80年代中末期世界卫生组织在25个国家的33个研究中心组织了一次采用标准化诊断的不育症夫妇调查，结果显示发达国家约有5%~8%的夫妇受到不育的影响，发展中国家一些地区不育症的患病率可高达30%。90年代后期据WHO报告，世界范围内不育症的发生率已达10%~20%。1995年世界卫生组织人类生殖特别规划署（WHO/HRP）的统计学显示，全球不育夫妇已达6000~8000万对。仅在美国1995年就有670万妇女寻求不育的医疗服务。近年来由于社会竞争与就业压力增大，育龄妇女推迟生育；而环境污染导致男性精子呈明显下降的趋势，男性不育症的发病率逐年增加，因此临床上因不育而就诊的患者明显增多。在苏格兰、欧洲、美国等地报道由于不育而看病的育龄妇女的比例为16%~20%，尽管因不育而寻求医疗帮助的人群增加，但是不育的患病率并未增加或略有下降，例如美国不育症的患病率（以1年为限）1985年为8.4%，而2002年为7.4%，这可能与社会对不育症相关知识的了解增多以及不育夫妇及时寻求医疗帮助有关。

3. 国内不孕症的患病率

国内不孕症的患病率有较大的地区差异。WHO/HRP80年代末在我国上海开展的一项研究，对上海市区近8000对未采取避孕措施的初婚育龄夫妇的前瞻性调查显示，正式同居后一年其女方累积自然受孕概率为91.67%。该组织在大连地区开展的一项有关不育症的流行病学调查则显示，约6000对被调查的夫妇中，原发性不育症发生率仅为1.1%。河南省计划生育研究所1985年曾对该省二市五县26000对45岁以下育龄夫妇进行了原发性不育症的流行病学调查，结果显示原发性不孕与不育（即包括具有自然流产史对象）的患病率分别为1.96%和2.01%。1988年国家计生委组织的全国2‰生育、节育抽样调查资料显示，1976~1985年初婚妇女总不孕率为6.89%，天津地区最低为3.57%，青海最高为19.08%。京津沪和华北地区显著低于其他地区，可能与医疗条件及保健措施有关。国内近期不孕症大型流行病学调查未见报道，但是目前临床因不育就诊的人群明显增多。值得注意的是，不孕不育的发生与年龄有着密切的关系，女性35岁以后生育能力明显下降。对19～26岁的妇女，不育率约为8%，27～34岁的妇女不育率为13%～14%，而35～39岁的妇女，不育率为18%。因此，目前因不育求诊的患者增多，可能与职业女性推迟婚育年龄有关。倡导适龄婚育，有助于减少不育症的发生率，提高出生人口的质量。

五、不孕症的危害

1. 给病人带来痛苦

不孕症给患者带来精神与肉体上的痛苦，尤其是精神上的痛苦，这种痛苦是非不孕症患者难以体会到的。不少不孕症患者不敢串门、不敢接近朋友与熟人，甚至不敢上婆婆家，其原因之一就是怕问："怀孕了吗？"等类似的问候。甚至没心工作、甚至看到大街上的小孩、电视上的小孩就想抱，甚至做梦也是想抱孩子等等。因此，不孕症患者的家庭人员与亲戚朋友不要经常的追问是否怀孕的情况，这样只会增加不孕症患者的心理负担，更不利于受孕。

2. 巨大的经济耗费

有些不孕症患者需要较长时间的治疗才能受孕，自然需要很多的资金，尤其是久治不孕而年龄又大的患者，又需要做试管婴儿所需费用更大。许多不孕症患者，为了积攒治疗资金，平时省吃俭用，甚至很少买衣服等。

3. 容易造成家庭不和或破裂

许多本是一个非常和睦幸福的家庭，就是因为不孕这一件事，造成家庭不和睦、甚至家庭破裂的悲剧。

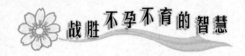

六、不孕症的预防

1. 从儿童与青少年时期开始预防

儿童与青少年的生殖系统问题涉及生殖器官发育异常和畸形、生殖道炎症、生殖器官损伤、性早熟、青春期延迟、月经相关疾病、性过早行为和妊娠、生殖器官肿瘤等。防患于未然，从儿童与青少年开始预防保健，对身心健康与今后的生育都有极大的好处，比"渴而穿井，斗而铸锥"好的多。

生殖器官发育异常及畸形：常见的有：外阴闭锁、处女膜闭锁、先无性无阴道、阴道闭锁、先天性无子宫和始基子宫、两性畸形。儿童期可无明显症状，不易被发现，进入青春期乃至成年后逐渐出现相应症状。因此，家长要关心、注意孩子的生殖器官的发育情况，如发现异常要尽早科学治疗。

2. 外阴与阴道炎症的预防

由于女童卵巢功能处于较低水平，阴道自然防卫机制不完善，所以，易感染各种病原菌，多为细菌（如大肠杆菌多见，其次为葡萄球菌、链球菌），原虫（滴虫等）、念珠菌、病毒或化学物质的损害而引起炎症；其次紧身人造纤维衣物、洗澡时的肥皂、爽身粉、局部用药致皮肤过敏反应，会阴部习惯不良亦可致病。

外阴阴道炎主要分为两类：

（1）非特异性外阴阴道炎：是指细菌培养与染色涂片检查均为混合性化脓性菌丛，而无优势微生物，为青春期前儿童最常见的生殖道病变。

预防：培养女童便后由前向后揩拭的正确动作，以免污染阴道及外阴；幼儿不宜穿开裆裤；勤洗外阴部及内裤，保持会阴的清洁干燥；定期检查肠道寄生虫病；注意科学增强体质，提高抵抗力；加强对小儿与监护人的教育。

（2）特异性外阴阴道炎：滴虫性外阴阴道炎、真菌性阴道炎、月经初潮前幼女的性传播疾病。

预防：对患病的孕妇必须彻底治疗。幼女注意保持外阴清洁，清洗用品应固定，不要和别人混用，避免间接感染。

3. 生殖器官损伤的预防

儿童期生殖器损伤，多因意外从高处坠落所致，偶为外力所损伤，多数无大影响，少数亦可危及生命，急需手术治疗。性侵犯也可导致生殖器官的损伤。

常见的有：外阴挫伤与撕裂伤、阴道损伤。

防治：女童不要穿开裆裤，阴部不要过于裸露；运动时注意避免外源性损伤，如遭受性侵犯要注意性传播疾病的感染；已有月经者要排除妊娠可能。

4. 性早熟的预防

女性性早熟一般指第二性征发育过早，当第二性征出现在正常性发育平均年龄的2个标准差之前为性早熟。欧美国家通常以8岁为女孩性发育的最早年龄界限。女性性早熟常见，约为男性性早熟的8倍。

主要原因有：外源性性激素、食品、药物、化妆品，分泌性激素的肿瘤如自主性卵泡囊肿，内分泌系统疾病如甲状腺功能低下，Albright综合征等。

防治：及早到医院科学治疗。特别要注意尽量不吃洋快餐，洋快餐是垃圾食品，极易促使儿童性早熟、体质发胖等。

5. 青春期延迟的预防

青春期延迟指青春期发育比正常人群性征初现的年龄晚2个标准差以上尚未出现第二性征发育。性发育并非生殖系统的独立事件，它是全身发育的一个重要组成部分，受全身变化的影响较大。

预防：适量运动，合理膳食等。尽早到医院科学诊治。

6. 月经相关疾病的预防

青春期是中枢神经下丘脑－垂体－卵巢轴以与性激素靶器官的成熟

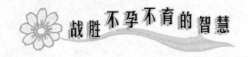

过程。若在性腺轴的发育成熟过程中发生障碍，就可能导致月经相关疾病的发生。

常见的有：原发性痛经、青春期功能失调性子宫出血。

预防：加强锻炼，增强体质。经期不要饮凉水、吃雪糕等。

7. 过早性行为与少女妊娠的预防

预防：对青少年进行性生理、性心理、性道德与避孕知识的普及和教育。

8. 生殖器官肿瘤的预防

儿童与青少年生殖系统肿瘤的特点是恶性肿瘤恶性程度高，生长迅速，很快发生转移，预后差。

预防：加强孕期保健为主，避免生活或职业环境中的可能引起胎儿发育异常的三致（致畸、致癌、致突变）因素。原则上每年应做一次有关健康检查，特别是有高危因素的，如女童在胎儿期有雌激素暴露史、有妇科癌瘤家族史等，尤应注意。女童有腹部增大或肿块，性征发育异常，排尿困难，阴道血性分泌物均应立即就诊。

9. 生殖系统感染影响生育能力的预防

影响生育能力的生殖道感染包括下生殖道感染（外阴炎、阴道炎、宫颈炎）和上生殖道感染（主要包括子宫内膜炎、输卵管炎、输卵管卵巢囊肿、盆腔腹膜炎）。

预防：注意性生活卫生，尤其禁止经期性交、使用不洁月经垫，减少性传播疾病。对沙眼衣原体感染高危妇女筛查与治疗，可减少盆腔炎性疾病发生率。及时有效治疗下生殖道感染，加强公共卫生教育，提高公众对生殖道感染的认识和预防感染的重要性。严格掌握妇科手术指征，做好术前准备，术中无菌操作，减少创伤，预防感染。及时治疗盆腔炎性疾病，防治盆腔炎性疾病后遗症的发生。

10. 人工流产影响生育能力的预防

避免人工流产，特别是避免重复人工流产，必须从源头上抓起，深入细致地做好避孕方法的宣传教育和知情选择，避免意外妊娠。其次是提高安全人工流产水平。严格遵循人工流产技术规范与手术过程的质量管理，处理好每个工作程序中的操作细节。术前充分评估，术中规范操作，术后观察随访。另外，要做好流产后计划生育服务，利用人工流产后病人与家属避孕需求愿望强烈，依从性较好的最佳时机，进行健康教育，做好流产后计划生育服务，促进流产后身体康复，减少再次暴露于非意愿妊娠、重复人工流产的风险。

11. 职业、生活的环境因素影响生育能力的预防

加强职业防护，改善生活、工作环境，尤其要减少人为环境污染，加强有害因素监测。普及环境与生殖健康方面的知识。使人们知晓自己在生活与工作中可能接触到哪些环境有害因素，这些因素对健康，尤其是对生殖健康是否有不良影响；了解影响胎儿正常发育，导致先天缺陷与病残儿出生的原因不仅仅是遗传因素，环境因素也可成为先天缺陷的重要原因，而且由于环境因素所致的病残儿，比遗传病更为多见；了解环境因素对生殖健康与胎儿发育影响的基本知识及其可预防性，以及如何利用环境因素提高胎儿健康等。

12. 生活方式影响生育能力的预防

生活方式会影响生育力，对于青少年应注意养成良好的生活习惯。

（1）注意经期卫生：在月经期间要保持外阴清洁卫生，每天用干净的温水清洗外阴，避免坐浴，以防感染。月经用品必须清洁。要勤换卫生纸、巾。注意保暖，不要受凉（如淋雨、用冷水洗脚等）。按时作息，保证足够的睡眠时间。自我调节情绪，保持好的精神状态。多吃有营养、易消化的食物，不要吃生、冷、酸、辣等刺激性强的食物。避免过度劳累与剧烈的运动，避免游泳。

（2）避免营养不良及营养过剩：营养不良可导体格发育不良、性发育迟缓、免疫功能低下等；营养过剩导致的肥胖增加，给青少年带来极大的身心压力与成年疾病如高脂血症、糖尿病、冠心病等发生呈低龄化

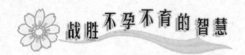

的隐患。对生育期妇女而言，体重对生育功能的影响极大，体重不足的妇女较难受孕；怀孕后患心脏、呼吸系统病、贫血、胎膜早破、早产、新生儿出生体重低的比例也较高。肥胖与生殖功能异常的关系复杂，肥胖导致的激素失调可以导致卵巢功能失调，不排卵而引起不孕。肥胖的妇女妊娠率较低，对治疗措施反应差，而且其孕期、产时及产后并发症如流产、妊娠高血压综合征、妊娠糖尿病风险较高，产程延长与难产者增加，新生儿并发症和死亡率也较高。存活的新生儿可能存在葡萄糖耐量降低。因此，肥胖妇女应通过合理减少饮食、适量增加远动等方式合理减轻体重，尤其是腹部的肥胖，设法在怀孕3个月前使体重稳定下来，以争取时间恢复维生素和矿物质水平；而体重不足的妇女应通过适量食用营养素丰富、富含维生素与矿物质的食物增加体重。

（3）戒除不良嗜好：戒烟、戒酒，最好不喝咖啡因。

（4）其他日常行为方式：禁止束腰、束胸，因为这些做法对身体与乳房发育是非常不利的。它使肺不能进行深呼吸，导致换气量减少。紧束乳房还会使乳头不能正常突出而内陷进去，给以后生育哺乳带来困难，甚至引起乳腺炎。建议戴大小合适、松紧适宜的乳罩，保护乳房。不穿高跟鞋，更重要的是青少年穿高跟鞋能引起骨盆与足骨变形。避免或减少日常不良情绪，特别对不孕患者而言，紧张、焦虑、犹豫的不良情绪可影响下丘脑－垂体－性腺轴功能，导致排卵功能障碍。

13. 医疗行为对生育能力伤害的预防

一些医疗行为如化疗药物的应用、放疗、盆腔手术和药物也会影响生育力。

（1）化疗、放疗：预防：①治疗前的生育力保护，尽量采用对生育影响小的方案；②卵巢组织的冷冻保存；③原始卵泡的冷冻保存；④卵母细胞的冷冻保存；⑤胚胎冷冻保存。

（2）剖宫产、阑尾炎手术、结肠炎外科手术：手术导致的生育力损害是依赖于解剖部位的，并不是所有的手术都会导致不孕。子宫输卵管造影显示外科手术后的生育力降低是由于粘连形成的输卵管不孕。

（3）药物：非甾体抗炎药可抑制排卵；对风湿疾病采用的免疫抑制剂及抗炎治疗可能影响受孕等。尽量避免应用影响生殖健康的药物。

七、不孕症的治疗原则

不孕不育症的治疗法则与中医学的其他学科一样，从整体观念出发，辨证论治，着重于治病求本，调整阴阳，恢复机体的正常功能。任何疾病的发生与发展，总是通过若干症状表现出来，然而这些症状只是疾病的一些现象，还不是疾病的本质。只有充分了解疾病的各个方面，进行全面的综合分析，才能透过现象看清本质，找到疾病的根蒂，从而确立相应的治疗方法。

1. 内治法

内治法：也就是把中医学的辨证论治理论具体地运用于实践之中，选用中药，主要通过内服中药的方法，进行具体的治疗。根据女性不孕症的临床特点，将临床上常用的治疗方法分述如下。

（1）补益肾气法

肾藏精，精化气，肾中精气的盛衰主宰着人体的生长、发育与生殖。先天肾气不足，或房事不节、大病旧病、反复流产损伤肾气，或高龄，肾气渐虚。肾气虚，则冲任虚衰不能摄精成孕，或月经不调或停经，经量或多或少，色黯；腰膝酸软，精神疲倦，头晕耳鸣，小便清长；舌淡、苔薄，脉沉细，两尺尤甚。治宜平补肾气。常用的代表方剂有寿胎丸、归肾丸、肾气丸等。

（2）温补肾阳法

肾为先天之本，胞脉系于肾，是人体生长、发育、生殖的根本。"益火之源，以消阴翳"是指寒证。若属阳虚阴盛，那么，就应当温补肾阳，参以填精，使阳有所附，阴得温化，阴阳协调。这是治疗女性不孕不育症的一种主要常用方法。肾阳衰弱，气化失常，可见婚久不孕不育，形寒肢冷，精神疲惫，腰膝酸软，小腹发冷，小便清长，夜尿增多，大便溏薄，初潮迟至，月经后期，量少色淡，或有闭经，性欲淡漠，带下清

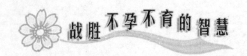

稀，量多色白等。肾阳不足，则上不能温煦脾阳，下不能温养胞脉，治宜温阳补肾。常用的代表方剂有右归丸、右归饮、温胞饮、温冲汤等。若肾阳衰微，不能温化水湿，气化不利，水湿停留，则应当在温阳的基础上适当配伍利水之品以消除水邪。

（3）滋补肾阴法

肾主藏精，对"天癸"的成熟和冲任二脉的通盛，有着极为重要的作用。肾阴受损，阴不敛阳，导致阳失潜藏，出现阴虚阳亢者，治疗当以"壮水之主，以制阳光。"这是治疗女性不孕不育症的一种主要治疗大法。肾阴亏损，精血不足，可见婚久不孕不育，头晕目眩，腰腿酸软，形体消瘦，五心烦热，口干咽燥，颧红唇赤，午后潮热，月经先期，量少色鲜红，或有闭经等。肾阴不足，则冲任失养，血海不足，治宜滋阴补肾。常用的代表方剂有左归丸、左归饮、六味地黄丸等。若阴虚内热，热伏冲任，迫血妄行，则宜滋阴清热为主，方选知柏地黄丸、大补阴丸，使相火得清，真阴得补。若肾中阴阳俱虚，则宜阴阳双补，正所谓"善补阳者，必于阴中求阳，则阳得阴助而生化无穷；善补阴者，必于阳中求阴，则阴得阳升而源泉不竭。"

（4）疏肝养血法

肝藏血，主疏泄，性喜条达，全身血液的贮藏与调节以及筋脉、关节的濡养，皆有赖于肝。冲为血海，是气血汇聚之所，人身的先天之元气与后天水谷之精气皆汇于冲脉，对女性生理的发育与生殖功能起着重要的作用，而冲脉又附于肝。任脉主一身之阴，凡精、血、津液都属任脉总司。情志内伤，肝气郁结，可见婚久不孕不育，精神抑郁，烦躁易怒，善叹息，食少，经前胸胁、乳房、小腹胀痛，月经先后不定，经行不畅，量少色黯，或有血块，伴有痛经等。治宜疏肝养血。常用的代表方剂有开郁种玉汤、逍遥散、柴胡疏肝散等。对于肝郁化火，则宜疏肝清热，方选丹栀逍遥散，以清肝经血虚郁热。若肝肾阴亏，血燥气郁，则宜滋阴疏肝，方选一贯煎，以疏肝理气，滋阴泄热。选药忌用辛温香燥之品，以免劫津伤阴，导致肝血愈亏。

（5）健脾养血法

脾胃为后天之本，气血生化之源，人体五脏六腑、四肢百骸，皆赖脾胃。冲脉隶属于阳明，精气充足，气血充沛，则利于孕育。脾胃有益气、生血、统血、运化之功能。脾胃虚弱，无养胞脉，可见婚久不孕不育面色萎黄，四肢倦怠，食少失眠，心悸盗汗，月经过少，或闭经，或者崩中漏下等。治宜健脾养血。常用的代表方剂有归脾汤、十全大补汤等。若脾阳虚弱，无以温煦，运化无权，则宜温运脾阳，方选理中丸、实脾饮，以温阳建中。本证之用药不宜过于滋腻、克伐，以免损伤脾胃正气，导致运化功能失常，变生他病。

（6）调理气血法

气血是维持人体生命活动的基本物质与动力，借经络运行全身，循环不息，维系着人体正常的生理活动。妇女以血为本，经、带、胎、产全赖精血充足，任通冲盛。气血两虚，冲任失调，可见婚久不孕不育，面色苍白或萎黄，唇色淡红，头晕眼花，少气倦怠，月经过多，经血色淡质薄，经期延长，甚或闭经等。气血不足，则冲任受损，胞宫失养，治宜益气养血。常用的代表方剂有八珍汤、人参养荣汤等。如以血虚为主，则宜补气生血，方选当归补血汤合四物汤。以使气血调顺，则五脏安和，经脉通畅，胞宫得养。应选用燥性小的药物，免伤精血。

（7）活血化瘀法

气血的运行，保持着相互对立，相互依存的关系。气属阳，是动力；血属阴，是物质。血液在经脉之中，之所以能周而不息地运行于全身，皆有赖于气的作用。气行则血行，气滞则血瘀，正所谓"气为血之帅。"但是，气又必须依赖营血，才能发挥作用。即血液营养组织器官而产生功能活动，而机能的正常活动又推动了血液的运行。气机不畅，瘀阻胞宫，可见婚久不孕不育，情绪不稳定，皮肤干涩，胸闷烦躁，少腹刺痛，月经量少，经行不畅，色黑有块，痛经，块下痛减，或淋漓不净等。治宜活血化瘀。常用的代表方剂有少腹逐瘀汤、桃红四物汤、血府逐瘀汤等。活血化瘀的目的在于使气血调和，任通冲盛，所以，用药不可过于耗散，以免损伤气血。

（8）温经散寒法

寒主收引，其性凝滞，寒为阴邪，易伤阳气，阳气受损，失去了正常的温煦气化作用，可出现脏腑功能减退的寒证。寒凝血瘀，冲任不畅，可见婚久不孕不育，面色不华，唇口干燥，畏寒便溏，少腹冷痛，得热则舒，按之痛减，经行后期，量少、色黯有块等。寒入胞脉，则气血不畅，冲任受阻，治宜温经散寒。常用的代表方剂有温经汤、生化汤、少腹逐瘀汤、艾附暖宫丸等。若冲任虚损，不能统摄血脉，阴血不能内守，则宜养血调经，安胎止漏，方选胶艾汤，以标本兼顾，塞流澄源。

（9）燥湿化痰法

湿为阴邪，重浊黏滞，阻碍气机，病情缠绵，病程较长。湿困脾胃，中阳不振，脾不健运，湿聚成痰。痰在体内，随气升降，无处不到，变生诸症。痰湿内蕴，冲任受阻，可见婚久不孕不育，面色白虚浮，形体肥胖，精神困倦，头晕心悸，胸闷泛恶，性欲淡漠，月经后期，量少色淡质稀，甚或月经稀发等。治宜燥湿化痰。常用的代表方剂有启宫丸、苍附导痰丸、实脾饮等。若兼经闭不行，小腹痛而拒按，则宜配伍活血化瘀，方如失笑散，以化瘀止痛。因为湿邪易于阻碍气机，所以，在用药时宜配伍理气之品，使气机调畅，湿邪易去，可收事半功倍之效。

（10）调理冲任督带

冲任督带，尤其是冲任二脉，不仅与女性经、带、胎、产、乳生理活动密切相关，而且是在导致不孕疾病的发病机理中占有重要地位的两条经脉。徐灵胎《医学源流论》将其总结、升华到"凡治妇人……必先明冲任之脉……此皆血之所从生，而胎之所有系，明于冲任之故，则本源洞悉，而后所生之病，则千条万绪，已可知其所从起"的高度。宋代陈自明所著的《妇人大全良方》，它是中国第一部妇产科综合性的医籍。陈氏在《妇人大全良方·引博济方论》中指出："故妇人病有三十六种，皆由冲任劳损而致。"把冲任学说作为诊断妇科疾病的纲领。后代医家多沿袭这一学说，成为妇科病，尤其是不孕症治疗的准则。

然而，由于本草学归经理论以及方剂学的功效作用均极少涉足冲任督带经脉作用部位的缘故，也因为有关"肾为冲任之本"、"肝藏血，主疏泄，司血海"、"治肝、脾、肾既是治冲任"等学术的影响，至今调治冲任督带治法：尚未完整地独立形成，正在深入研究逐步完善，目前对冲任督带病位的治疗，不少医家仍依附于肝、脾、肾施治。如冲任不固者，常以补肾固冲、健脾固冲法治之；冲任失调者，以疏肝调之；督脉虚寒者，以温肾助阳法治之；带脉失约之属虚者，又常用健脾摄带法治之，等等。尽管如此，古今仍有不少医家，对如何调治冲任督带进行了深入研究，并结合临床实践，总结出了调治冲任督带的宝贵经验，丰富了冲任督带理论。

（11）调养胞宫

中医胞宫的概念不单指子宫，它包括了西医学的子宫和附件。胞宫受病可直接影响女性的生殖生理，所以调养胞宫是治疗妇科疾病，尤其是治疗不孕症的一个重要措施。

胞宫的生理活动，是以脏腑、血气、经络的功能活动为基础的，一方面，通过调理脏腑、血气、经络可达到调制胞宫之目的；另一方面直接调治胞宫，也是当今医家重视和善用的有效方法。

2. 外治法

人体是一个有机的整体，以五脏为中心，通过经络的联络作用实现生理上的相互联系，共同完成人体统一的功能活动。在发生病变的时候，脏腑的功能失常，亦可以通过经络反映于体表、组织和器官；体表、组织、器官发生疾病，也可以通过经络，影响其所属的脏腑。所以在不孕症的治疗中，常常使用外治法。

外治的方法有很多，一般多为选用药物、手法或配合适当的医疗器械，作用于体表或相关部位，达到治疗的目的。其治疗不孕症常用方法如下。

（1）外阴薰洗

即以煎取的药液对患部进行熏蒸、洗涤或坐浴的方法，主要用于外阴病变,如瘙痒、湿疹、肿胀、溃疡等。

使用方法:将所用药物包煎,必须煮沸20～30分钟后方可外用。同时将药水倾入专用盆内,乘热熏洗患部,先熏后洗,待温度适中可以洗涤外阴或坐盆,每次10分钟。溃疡者不浸洗。7日为1个疗程,每日1剂,煎2次,分早、晚熏洗。

(2)阴道冲洗

即用药水冲洗阴道、外阴的方法,主要用于阴道及宫颈的病变,如滴虫性阴道炎、霉菌性阴道炎、非特异性阴道炎、急慢性宫颈炎(糜烂)等。阴道红肿焮热者慎用此法。若有破溃,伴发热、腹痛者,一般禁用此法。

使用方法:将所用药物包煎,煮沸20～30分钟,待药水温度适宜时,置阴道冲洗器内进行冲洗。7日为1个疗程,每日1剂,煎2次,分早、晚冲洗。坐盆洗者每次5～10分钟。

(3)阴道纳药

系将药物纳入阴中,使之直接作用于阴道、宫颈外口等部位的方法,以达到解毒杀虫、除湿止痒、祛腐生肌、收缩子宫等目的。常用于阴痒、带下量多等病证,包括阴道炎、子宫颈糜烂和肥大、宫颈癌、子宫脱垂等。禁忌同阴道冲洗剂。

使用方法:纳药可有栓剂、涂剂、膏剂、粉剂、片剂、丸剂等不同剂型。一般涂剂、粉剂、膏剂及宫颈上药等,应由医务人员进行操作;若为栓剂、片剂、胶囊等,可嘱患者于清洁外阴后自行纳入。

(4)肛门导入

即将中药栓剂纳入肛中,或以浓煎剂保留灌肠,以达到润肠通腑、清热解毒、活血化瘀目的的方法。适用于产褥感染之发热腑实证、阴吹证,以及邪毒蕴结下焦、气滞血瘀所致之癥块、慢性盆腔炎、慢性盆腔瘀血症等。

使用方法:若为中药保留灌肠,宜用浓煎剂约100ml,药温不超过37℃,一次性倾入肛管,管插深度在14cm左右,一般每日1次,7～10

次为 1 个疗程。经期停用，孕妇禁用。如为栓剂，可嘱患者于每晚临睡前自行纳入肛中。

使用肛门导入法，须在排空二便或清洗灌肠后进行，给药后宜卧床 30 分钟，以利保留。

（5）贴敷法

即将外治用药的水剂或制成的散剂、膏剂、糊剂，直接或用无菌纱布贴敷于患处等，以达到解毒消肿、散寒止痛、利尿通淋或托毒生肌等治疗作用的方法。常用于乳病、外阴炎、外阴白色病变及盆腔包块、痛经等。

使用方法：可按需要将药物制成膏剂、粉剂、糊剂，或取鲜药捣烂如泥敷贴于患部或穴位。例如坤宝毓麟膏（庞保珍编著《不孕不育中医治疗学》）：淫羊藿，巴戟天，益母草，蜈蚣，香附等药物与香油、章丹，按适当比例配合做成硬膏，滩于布上，每张重 30g，贴于脐部，7 天换 1 次，28 天为 1 个疗程。临床观察本膏不仅对不孕症有较好疗效，而且对因肾阳虚、血瘀所致的各种妇科病均有较好疗效。

（6）热熨疗法

系将药物加工并加热后敷贴患部，借助药力及热力的作用，使局部气血流畅，以达到活血化瘀、消肿止痛，或温经通络目的的方法。常用于寒凝气滞的输卵管阻塞或子宫内膜异位症而导致的不孕症。

使用方法：将药物切碎，或为粗末，以布包扎或置入布袋，封口，隔水蒸热 15 分钟，敷于患部或穴位，待药凉后再蒸热反复使用。每日 1～2 次，每次 30～60 分钟。

使用热熨法应注意勿灼伤皮肤。

（8）腐蚀法

即用药物腐蚀患部，以祛腐生新为治疗目的的方法。可用于子宫颈糜烂、肥大及早期宫颈癌。

使用方法：视患部面积的大小及深浅程度不同，将药物制成不同剂型，按操作程序上药。切勿使患部周围的黏膜、皮肤触及腐蚀药物。

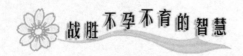

（8）宫腔注入法

系将中药制成注射剂，常规外阴、阴道、宫颈消毒后，将药剂注入宫腔和（或）输卵管腔内，以了解输卵管畅通情况，或治疗宫腔及输卵管粘连、阻塞造成的不孕症等。

使用方法：常规消毒外阴、阴道、宫颈后，将药液通过消毒好的器械，加适当的压力推注至宫腔和（或）输卵管内。药量为 20 ~ 30ml，注射时观察有无阻力、药液回流、患者有无腹痛等情况。本法应在月经干净 3 ~ 7 天内进行。

（9）药物离子导入法

系运用药液，借用药物离子导入仪的直流电场作用，将药物离子经皮肤或黏膜导入胞中或阴道，以达到清热解毒、活血化瘀、软坚散结之目的。常用于慢性盆腔炎、癥瘕、外阴炎及妇科手术后腹膜粘连等。

使用方法：电极置于外阴（阳极）及腰骶部（阴极），药液从阳极导入，电流为 5 ~ 10mA，持续 20 分钟，每日一次。

（10）针灸疗法

针灸治疗不孕症不仅历史悠久，而且疗效较好。如笔者采用自拟针刺疗法（月经第 5 ~ 9 天针刺脾俞、肾俞、气海、三阴交、足三里、内关、期门。月经先期加刺太冲、太溪，月经后期甚至闭经加刺血海、归来，月经先后无定期加刺交信。月经第 12 ~ 15 天针刺肾俞、命门、中极、血海、行间、子宫。）治疗无排卵所致不孕症 106 例，结果妊娠 41 例。

（11）推拿按摩疗法

如沿任脉上下按摩。患者仰卧位，医生以手掌起于神阙穴，向下，逐个按摩神阙、气海、关元、天枢、四满、归来、子宫等穴，每穴按摩 1 分钟，每日 2 次。具有疏经通络之功效。

沿任脉上下推拿。患者仰卧位，医生用双手的食、中、无名指三指指腹沿任脉上下推拿，从神阙穴开始，依次推拿气海、关元、中极，随之按摩天枢、四满、归来、子宫等穴，每日 1 次，每次 20 分钟，具有补肾调经之功效。

3. 调治"肾－天癸－冲任－胞宫"法

（1）中药人工周期疗法

肾－天癸－冲任－胞宫生殖轴，是中医妇科学有关女性生殖生理的轴心理论。在经、带、胎、产生理的全过程均发挥着重要作用。此生殖轴中，肾为主导，肾气、天癸共同主宰，通过冲任二脉的通盛，相资为用，由胞宫具体体现其生殖生理功能。因而，在妇科疾病中，尤其在治疗不孕症中，常通过调控肾－天癸－冲任－胞宫轴，取得较好疗效。

"中药人工周期"是按照中医妇科学的基础理论，结合月经周期中在经后期、经间期、经前期、行经期不同时期的阴阳转化、消长节律，模仿妇女月经周期的生理改变，采取周期性用药的治疗方法。一般认为"中药人工周期"通过调节"肾－冲任－天癸－胞宫"间的平衡来改善性腺的功能，也即通过"下丘脑－垂体－卵巢轴"的功能而发挥治疗作用。在下丘脑－垂体－卵巢轴相互调节关系中，大剂量雌激素呈负反馈抑制作用，而小剂量雌激素则成正反馈作用，即兴奋下丘脑－垂体－卵巢轴，诱发黄体生成素（LH）高峰，促进月经恢复及排卵。中药人工周期疗法是依据月经周期中的 4 个阶段分别用药。

①经后期　月经周期 4～14 天为经后期，即增殖期。此期随着卵泡的发育，雌激素分泌逐渐增加，子宫内膜增生修复，为排卵作好准备。祖国医学认为该期为阴血的恢复和滋长期，胞宫在肾气作用下达到精血充盛，气血调和，为经间期"的候""真机"准备良好的物资基础。治宜补肾滋阴。方用滋莫蕴斯汤（庞保珍编著《不孕不育中医治疗学》）：熟地黄、紫河车、山药、龟板胶、白芍、当归、川芎、女贞子、枸杞子、川断、菟丝子、柴胡。

②经间期　月经周期的第 14 天左右为经间期，即排卵期。此期随着卵泡的发育成熟，雌激素分泌形成高峰，从而刺激脑垂体分泌大量黄体生成素（LH）并形成排卵前高峰，导致成熟的卵泡破裂、排卵。祖国医学认为，此期肾之阴精进一步充实，并在肾阳作用下进行转化。此时正是阴阳交替，重阴转阳的"的候"阶段，病人可出现一侧小腹隐痛，乳

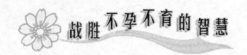

房胀感、白带量多、质稀、透明、拉丝度好，基础体温上升等排卵期症状。本期是中医药调整人工周期的关键。在排卵前3天左右（即月经周期的第11~14天），治宜补肾通络，促发排卵。方用真机胤嗣丹（庞保珍编著《不孕不育中医治疗学》）：仙茅、淫羊藿、紫石英、巴戟天、茺蔚子、人参、赤芍、当归、川芎、炒穿山甲、柴胡。

③经前期　排卵后至月经来潮前为经前期，即分泌期。此期是黄体成熟和退化阶段，在内分泌激素的影响下，子宫内膜持续增厚，以适应受孕着床。祖国医学认为此阶段是阴充阳长，肾阳之气渐旺，胞宫温暖待孕。当经间期男女二精媾合成孕，则脏腑气血在肾阳作用下汇聚冲任，濡养胎元。反之，未孕则脏腑气血下注血海，以图月经应时来潮。排卵以后，基础体温上升，呈双相者可认为是阳长的辨证依据，故此阶段的治疗原则是温阳补肾，益气养血，以促黄体成熟，为胎孕或下次经血来潮奠定良好的物质基础。方用促黄毓麟丹（庞保珍编著《不孕不育中医治疗学》）：熟地黄、仙茅、淫羊藿、当归、肉苁蓉、菟丝子、覆盆子、山药、人参。

④月经期　月经的来潮标志着新的月经周期的开始，此期由于体内性激素水平骤降，子宫内膜得不到性激素的支持，于是造成内膜出血坏死脱落，形成月经。祖国医学认为此期为阳气至重，重阳转阴阶段。由于体内阳气日盛，血海按期满盈，在肾阳作用下，下泄排出而使经血来潮，新的月经周期又开始。经血能否顺利排出，关键在"通"，旧血不去，则新血不生，因此本期的治疗重点是行气活血调经。方用调经祈嗣丹（庞保珍编著《不孕不育中医治疗学》）：当归、赤芍、熟地黄、川芎、三棱、莪术、香附、小茴香、泽兰、益母草。

（2）针灸调治促排卵

①针刺促排卵治疗不孕的机理

月经及孕育与肾肝脾脏腑经络相关。"肾主生殖"，故排卵与肾的关系最为密切。足少阴肾经主先天之本，自涌泉穴到俞府穴共27个穴中有1/3穴位的功能与月经不调及孕育有关；足太阴脾经主后天之本，自隐白穴到大包穴共 21 个穴位，其中 1/4 穴位与月经不调及孕育有关；足厥阴肝经主调节气血，自大敦穴到期门穴共 14 个穴位，其中半数穴位与月经不调及孕育有关。故排卵与肾肝脾脏腑经络关系十分密切。

冲、任、督三脉一源而三岐，相互流注。"冲为血海"，冲脉经气冲穴与足少阴交会，与肾经相并，受先天肾气的资助；冲脉又与胃经之气冲穴相交会，受后天水谷精微的供养。先天之元气与后天水谷之精气皆汇于冲脉，对调经和促排卵起着重要作用。

"任主胞胎"，任脉通过经络与全身阴脉会于膻中穴，主一身之阴经，为阴脉之海，凡精、血、津、液都属任脉所司。为妇女妊养之本，只有任脉之气通，才能促使月经的来潮及孕育的正常，任脉虚耗，则地道不通而无子。

督脉为"阳脉之海"，又因其贯脊属肾，所以能维系一身元气。任督交会于龈交穴，循环往复，维持着阴阳脉气的相对平衡，并调节月经的正常来潮。督脉为病，则女子不孕。

②针灸促排卵治疗不孕的常用穴位

关元穴：取穴：仰卧，在脐下 3 寸处，腹正中线上取穴，排尿后斜刺向下，进针 2～3 寸，以局部酸胀、并向外生殖器放散为感应，留针 15～30 分钟。或艾灸 3～7 壮，温灸 20～30 分钟。

中极穴：取穴：仰卧，在脐下 4 寸处，腹正中线上取穴，排尿后斜刺向下，进针 2～3 寸，局部酸胀、并向外生殖放散为感应，留针 15～30 分钟。或艾灸 3～7 壮，温灸 20～30 分钟。

气海穴：取穴：仰卧，在脐下 1.5 寸处，脐与关元穴连线之中点取穴，斜刺向下进针 2～3 寸，以局部酸胀、向外生殖器放散为感应，正当子宫底部位置。或艾灸 3～7 壮，温灸 20～30 分钟。

子宫穴：取穴：仰卧，中极穴旁开 3 寸处取穴，直刺，深 1.5～3 寸，局部酸胀，并可扩散到下腹及会阴为感应，内当卵巢。或艾灸 5～7 壮，温灸 20～30 分钟。

三阴交：取穴：正坐垂足或仰卧，从内踝尖直上 3 寸，当胫骨后缘处取穴，直刺，略斜向后，深 1～1.5 寸，局部酸胀或有麻电感向足底放射。或艾灸 3～7 壮，温灸 20～30 分钟。

③针灸促排卵治疗不孕的方法

首先让病人测量基础体温、B 超检测卵泡等。以 28 天为正常月经周期计算，自月经来潮的第 12～14 天，每天针刺 1 次，连针 3 天。或于月经来潮的第 6～12 天，隔日针刺 1 次，自第 12～14 天再改为每日针刺 1 次。或给予温灸。

可从"常用穴位"中每次选取 2～3 个穴位交替进行针灸。子宫穴可选取长针深刺 3～4 寸，直接针刺卵巢所在部位，以达到兴奋卵巢功能的作用。月经延后者，则根据周期时间，可延长针刺次数。治疗时应注意"得气"或"感应"，以提高治疗效果。针刺疗效主要以基础体温、B 超卵泡发育连续测定，或内分泌激素放射免疫测定等监测排卵的方法判定疗效。

八、不孕症患者教育与心理调整

1. 应该如何进行不孕症教育与心理治疗

不孕症教育和心理治疗主要是让不孕症患者了解与认识不孕症，正确的对待不孕症，有效地治疗不孕症。不孕症教育也包括对不孕症家属、大众教育。

不孕症患者要保持战胜疾病的信心与安定、平和的心态，既不过分紧张，又不能自暴自弃、放任自流，而应战略上藐视，战术上重视。

2. 不孕症教育的内容包括那些

不孕症教育的内容包括广大群众、不孕症患者所需要了解的一切知识。通过大众教育，让国人真正了解什么是不孕症，目前我国的不孕症急剧增多的原因是什么，不孕症对个人、家庭和国家的危害有多大，全民应如何避免不孕症的流行。对不孕症患者的宣传教育，重点在于不孕症的心理、饮食、运动、药物治疗等，真正懂得不孕症如何预防、如何检查、如何正规治疗。

3. 精神紧张对不孕症治疗有什么影响

中医认为心情舒畅，情志和悦，动而中节，则气血调和、脏腑机能益然，百病不生，健康长寿；心情紧张，情志失和，则气血逆乱，脏腑功能失常，疾病丛生。

心情过度紧张会产生很多不利影响，妨碍人准确地认识、分析与考察自己所面临的挑战及环境条件，客观上难以做出理性的判断与决定。压力对人体的不良影响虽是多方面的，但主要表现为对情绪、行为与健康的影响。

心情过度紧张，不仅会导致多种疾病，而且会导致人的心理特别痛苦。心里痛苦往往比某些疾病不知要痛苦多少倍。如出现抑郁等。

心身疾病涉及临床各科，中医有"气生百病"之说，人的心情过度紧张，可导致人的正气不足，"正气存内，邪不可干，邪之所凑，其气必虚"，而百病丛生，西医认为，心情过度紧张，可导致人的免疫功能低下，从而导致多种疾病，其中精神紧张最易导致女性内分泌紊乱，出现排卵障碍，造成不孕症、月经不调等。

4. 不孕症患者为什么不能有病乱投医

不孕症是一种难治的疾病，患者因久治不愈，再加上求子心切，难免产生一种"有病乱投医"的情况。极易被一些巫医假药伪科学所迷惑，不能坚持正确、科学的治疗，结果既耽误了病情，又造成了极大的经济负担。其实识别巫医假药不难，巫医假药有如下几个特点：

（1）声称自己的方子是"祖传秘方"。

（2）自称是"纯中药"。

（3）自吹是"高科技"。

（4）价格高。

（5）电线杆上、厕所里等到处乱贴的"广告"。

（6）披着"包治"的外衣。

（7）以"无效退款"来诱惑。

（8）什么"三个疗程保好"。他根本不告诉你一个疗程多长时间，若一个疗程30年还用治吗？

九、不孕症的饮食治疗

1. 肾虚证药膳

①肾气虚证药膳

临床表现：婚久不孕，月经不调或停经，经量或多或少，色黯；腰膝酸软，精神疲倦，头晕耳鸣，小便清长；舌淡、苔薄，脉沉细，两尺尤甚。

治法：补肾益气，温养冲任。

药膳：羊脊骨粥（《太平圣惠方》）

组成：羊连尾脊骨1条，肉苁蓉30g，菟丝子3g，粳米60g，葱、姜、盐、料酒适量。

制法与用法：肉苁蓉酒浸1宿，刮去粗皮；菟丝子酒浸3日，晒干，捣末。将羊脊骨砸碎，用水2500ml，煎取汁液1000ml，入粳米、肉苁蓉煮粥；粥欲熟时，加入葱末等调料，粥熟，加入菟丝子末、料酒20ml，搅匀，空腹食之。

②肾阳虚证药膳

临床表现：婚久不孕，月经迟发，或月经后推，或经闭，经色淡暗，性欲低下，小腹冷，带下量多，清稀如水；或子宫发育不良；头晕耳鸣，腰酸膝软，夜尿多；眼眶黯，面部黯斑，或环唇黯；舌质淡黯，苔白，脉沉细尺弱。

治法：温肾暖宫，调补冲任。

药膳1：鹿角粥（《瘟仙活人方》）

组成：鹿角粉10g，粳米60g。

制法与用法：先以米煮粥，米汤数沸后调入鹿角粉，另加食盐少许，同煮为稀粥，1日分2次服。

药膳2：枸杞羊肾粥(《饮膳正要》)

组成：枸杞叶250g（或枸杞子30g），羊肉60g，羊肾1个，粳米60g，葱白2茎，盐适量。

制法与用法：将新鲜羊肾剖开，去内筋膜，洗净，细切；羊肉洗净切碎；煮枸杞叶取汁，去渣。也可用枸杞叶切碎，同羊肾、羊肉、粳米、葱白一起煮粥。待粥成后，入盐少许，稍煮即可。每日早晚服用。

③肾阴虚证药膳

临床表现：婚久不孕，月经常提前，经量少或停经，经色鲜红；或经期延长，甚则崩中或漏下不止；形体消瘦，头晕耳鸣，腰酸膝软，五心烦热，失眠多梦，眼花心悸，肌肤失润，阴中干涩，性交痛；舌质稍红略干，苔少，脉细或细数。

治法：滋肾养血，调补冲任。

药膳1：清蒸人参元鱼(《滋补保健药膳食谱》)

组成：活元鱼1只（约750g），人参3g，鸡翅250g，火腿、姜片各10g，熟猪油、冬笋、香菇、料酒、葱各15g，清汤750g，调料适量。

制法用法：人参洗净，切斜片，用白酒浸泡，制成人参白酒液约6ml，拣出人参片备用。元鱼宰杀后去壳及内脏，洗净，剔下裙边备用，元鱼肉剁成4~6块；沸水锅内加少量葱、姜及料酒，放入元鱼块烫去腥味，捞出用清水冲洗干净，沥干水。火腿、冬笋切片；香菇洗净，斜切成两半，与冬笋用沸水焯一下；葱切段，姜洗净拍破。

将火腿片、香菇片、冬笋片分别铺于蒸碗底部，平铺一层元鱼肉放在中央，元鱼裙边排于周围，再放上剩余的火腿、冬笋、香菇、鸡翅及葱、姜、蒜、料酒、盐、清汤、人参白酒液，上屉武火蒸1.5小时，至肉熟烂时取出。将汤倒入另一锅内拣去葱、姜、蒜，甲鱼肉翻扣于大汤碗中。再将原汤锅置火上加味精、姜水、料酒、精盐，调好味，烧沸，打去浮沫，滤去渣，再淋入少许明油，浇入甲鱼肉碗内，人参片撒于其面上即成。单食或佐餐均可。

药膳2：益寿鸽蛋汤(《四川中药志》)

组成：枸杞子10g，龙眼肉10g，制黄精10g，鸽蛋4枚，冰糖30g。

制法用法：枸杞子洗净，龙眼肉、制黄精分别洗净，切碎，冰糖打碎待用。锅中注入清水约750ml，加入上3味药物同煮。待煮沸15分钟后，再将鸽蛋打入锅内，冰糖碎块同时下锅，煮至蛋熟即成。每日服1剂，连服7日。

药膳3：生地黄鸡(《肘后方》)

组成：生地黄250g，乌雌鸡1只，饴糖150g。

制法与用法：鸡宰杀去净毛，洗净治如食法，去内脏备用；将生地黄洗净，切片，入怡糖，洞拌后塞入鸡腹内。将鸡腹部朝下置于锅内，于旺火上上笼蒸约2~3小时，待其熟烂后，食肉，饮汁。

药膳4：芝麻核桃糯米粥(《慢性疾病营养美味配餐图谱·性功能障碍》)

组成：黑芝麻10克，核桃仁30克，糯米50克，白糖5克。

制法与用法：将芝麻、核桃分别炒香，糯米淘净；核桃仁、芝麻、糯米共煮成粥，调入白糖即成。

2. 肝郁证药膳

临床表现：婚久不孕，月经或先或后，经量时多时少，或经来腹痛；或经前烦躁易怒，胸胁乳房胀痛，精神抑郁，善太息；舌黯红或舌边有瘀斑，脉弦细。

治法：疏肝解郁，理血调经。

药膳1：良附蛋糕(《中国食疗学·养生食疗菜谱》)

组成：高良姜6g，香附6g，鸡蛋5枚，葱白50g，熟猪油130g，食盐2g，味精1g，湿淀粉15g。

制法与用法：良姜、香附研细粉，葱白头洗净切碎，鸡蛋打入大碗内，用竹筷搅打1分钟，加入药粉、食盐、味精、湿淀粉、清水继续搅拌均匀。炒锅置中火上，下熟猪油烧至六成热时，移至小火上，用汤瓢舀出油约30g，随即将糕浆倒入锅中，再将舀出的油倒入糕浆内，用锅盖盖好，约烘10分钟，翻面再烘2~3分钟，用刀划成三角形入盘，直接食用。

药膳2：柚皮醪糟(《重庆草药》)

组成：柚子皮（去白）、青木香、川芎各等份，醪糟、红糖各适量。

制法与用法：前3味制成细末，每煮红糖醪糟1小碗，兑人药末3～6g，趁热食用，1日2次。

药膳3：佛香梨(《中医药膳与食疗》)

组成：佛手5g，制香附5g，梨2个。

制法与用法：将佛手、香附研末备用；梨去皮，切开剜空，各放入一半药末，合住，上锅蒸10分钟。

药膳4：青皮牛肉汤(《中医药膳与食疗》)

组成：青皮30g，牛肉150g，大蒜、葱、食盐等调味品适量。

制法与用法：将牛肉洗净，切片，加入适量水与青皮一并炖煮，至牛肉熟烂后调味服食，食肉饮汤。

药膳5：香苏炒双菇(《中医药膳与食疗》)

组成：香附6g，紫苏10g，枳壳6g，香菇50g，鲜蘑菇100g。

制法与用法：香附、紫苏、枳壳，三味另煎取汁，备用；香菇，水发透，去蒂；鲜蘑菇，洗净。起油锅加植物油，待七成热时，倒入双菇，煸炒透，加入药汁、盐、味精，煮沸10分钟，加糖少许，湿淀粉勾薄芡，起锅装盆，即可食用。

药膳6：玫瑰花茶(《慢性疾病营养美味配餐图谱.性功能障碍》)

组成：玫瑰1朵，蜂蜜15克。

制法与用法：在玫瑰花盛开的季节，采其含苞待放者（干品亦可），放入茶杯，开水浸泡，加盖5分钟；饮时调入蜂蜜，拌匀即成。代茶饮，最后连花吃下。

3. 血瘀证药膳

临床表现：婚久不孕，月经多延后，或周期正常，经来腹痛，甚或成进行性加剧，经量多少不一，经色紫黯，有血块，块下痛减。时经行不畅、淋漓难净，或经间出血。或肛门坠胀不适，性交痛；舌质紫黯或舌边有瘀点，苔薄白，脉弦或弦细涩。

治法：逐瘀荡胞，调经助孕。

药膳1：坤草童鸡（《华夏药膳保健顾问》）

组成：坤草（益母草）15g，童子鸡500g，鲜月季花10瓣，冬菇15g，火腿5g，香菜叶2g，绍酒30g，白糖10g，精盐5g，味精1g，香油3g。

制法与用法：将益母草洗净，放碗内，加入绍酒、白糖上屉，用足气蒸1小时后取出，用纱布过滤，留汁备用。童子鸡宰杀去净毛，洗净，从背部剖开，除去内脏，剁去头、爪，入沸水中烫透。捞出放砂锅内，加入鲜汤、绍酒、冬菇、火腿、葱、姜，煮开后，加入精盐，盖上盖，用小火煨至熟烂。然后拣去葱、姜，加入味精、益母草汁、香油、香菜叶和鲜月季花瓣即成。食肉喝汤，随量食用。

药膳2：三七蒸鹌鹑（《中医药膳与食疗》）

组成：鹌鹑1只，三七粉1~2g，食盐、味精少许。

制法与用法：将鹌鹑去毛及肠杂，洗净切块，用三七粉同置瓷碗中，加入食盐少许，上锅隔水蒸熟，调入味精即成。食肉饮汁。每日1剂，连服7~10天。

4. 痰湿证药膳

临床表现：婚久不孕，多自青春期始即形体肥胖，月经常推后、稀发，甚则停经；带下量多，色白质黏无臭；头晕心悸，胸闷泛恶，面目虚浮；舌淡胖，苔白腻，脉滑。

治法：燥湿化痰，行滞调经。

药膳1：半夏山药粥（《药性论》）

组成：半夏10g，山药60g。

制法与用法：半夏先煮半小时，去渣取汁一大碗。山药研成粉，放入半夏汁内，煮沸搅成糊状即可食。分3天早晚温服。

使用注意：半夏有小毒，宜制成法半夏后使用，且煎煮时间宜长，去其毒性。

药膳2：神仙富贵饼(《遵生八笺》)

组成：炒白术、九节菖蒲各250g，山药1kg，米粉适量。

制法与用法：白术、菖蒲用米泔水浸泡1天，切片，加石灰一小块同煮熟，以减去苦味，去石灰不用；然后加入山药共研为末，再加米粉适量和少量水，做成饼，蒸熟食之。服食时可佐以白糖。

药膳3：薏苡仁粥(《本草纲目》)

组成：薏苡仁60g，粳米60g，盐5g，味精2g，香油3g。

制法与用法：将薏苡仁洗净捣碎，粳米淘洗，同入煲内，加水适量，共煮为粥。粥熟后调入盐、味精、香油，温热食之，日服2次。

药膳4：冬瓜粥(《粥谱》)

组成：冬瓜100g，粳米100g，味精、盐、香油、嫩姜丝、葱适量。

制法与用法：冬瓜洗净毛灰后，削下冬瓜皮（勿丢），把剩下的切成块。粳米洗净放入锅内，加入水适量煮粥。米粥半熟时，将冬瓜、冬瓜皮放入锅，再加适量水，继续煮至瓜熟米烂汤稠为度，捞出冬瓜皮不食，调好味精、盐、香油、姜、葱，随意食服。

十、不孕症的运动治疗

生命在于科学的运动，科学的运动可增强整个体质，尤其适量增加运动，合理控制饮食，是减肥，保持适当体重的好方法。对于肥胖性的不孕症患者，只要采取科学的减肥方法，将体重减轻10%～15%，卵巢功能就会出现好的改变，甚至不用吃药即可受孕。研究认为科学的减肥，可促进内分泌的恢复，进而促进排卵。"管住嘴，迈开腿"是最好的减肥方法，肥胖性不孕症患者切忌乱服减肥药物，或采取只吃蔬菜、水果的错误减肥方法。

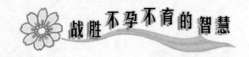

十一、不孕症的药物治疗

1. 不孕症的中医辨证论治

（1）肾虚证

①肾气虚证

临床表现：婚久不孕，月经不调或停经，经量或多或少，色黯；腰膝酸软，精神疲倦，头晕耳鸣，小便清长；舌淡、苔薄，脉沉细，两尺尤甚。

治法：补肾益气，温养冲任。

方药：肾癸续嗣丹（庞保珍编著《不孕不育中医治疗学》）。人参、白术、茯苓、白芍、当归、川芎、熟地黄、炙甘草、菟丝子、巴戟天、鹿茸、紫石英。

中成药：五子衍宗片：口服。一次6片，一日3次。或滋肾育胎丸：口服。一次5克，一日3次，淡盐水或蜂蜜水送服。或麒麟丸：口服，一次6克，一日2~3次。

②肾阳虚证

临床表现：婚久不孕，月经迟发，或月经后推，或经闭，经色淡暗，性欲低下，小腹冷，带下量多，清稀如水；或子宫发育不良；头晕耳鸣，腰酸膝软，夜尿多；眼眶黯，面部黯斑，或环唇黯；舌质淡黯，苔白，脉沉细尺弱。

治法：温肾暖宫，调补冲任。

方药：右归广嗣丹（庞保珍编著《不孕不育中医治疗学》）。熟地黄、附子、龟甲、鹿茸、巴戟天、补骨脂、菟丝子、肉桂、杜仲、白术、山药、芡实、人参。

中成药：右归丸：口服，一次1丸，一日3次；或复方玄驹胶囊：口服，一次3粒，一日3次；或海龙胶口服液：口服。一次40毫升（2支），一日1~2次；或定坤丹：口服。一次半丸至1丸，一日2次（每丸重10.8克）。

③肾阴虚证

临床表现：婚久不孕，月经常提前，经量少或停经，经色鲜红；或经期延长，甚则崩中或漏下不止；形体消瘦，头晕耳鸣，腰酸膝软，五心烦热，失眠多梦，眼花心悸，肌肤失润，阴中干涩，性交痛；舌质稍红略干，苔少，脉细或细数。

治法：滋肾养血，调补冲任。

方药：左归螽斯丹（庞保珍编著《不孕不育中医治疗学》）。当归、白芍、熟地黄、山茱萸、龟甲、鳖甲、紫河车、肉苁蓉、菟丝子、牡丹皮。

中成药：六味地黄丸：大蜜丸一次1丸，一日2次。

（2）肝郁证

临床表现：婚久不孕，月经或先或后，经量时多时少，或经来腹痛；或经前烦躁易怒，胸胁乳房胀痛，精神抑郁，善太息；舌黯红或舌边有瘀斑，脉弦细。

治法：疏肝解郁，理血调经。

方药：开郁毓麟丹（庞保珍编著《不孕不育中医治疗学》）。当归、白芍、白术、茯苓、牡丹皮、香附、川楝子、王不留行、瓜蒌、牛膝。

中成药：逍遥丸：口服。一次6~9克，一日2次。

（3）血瘀证

临床表现：婚久不孕，月经多延后，或周期正常，经来腹痛，甚或成进行性加剧，经量多少不一，经色紫黯，有血块，块下痛减。时经行不畅、淋漓难净，或经间出血。或肛门坠胀不适，性交痛；舌质紫黯或舌边有瘀点，苔薄白，脉弦或弦细涩。

治法：逐瘀荡胞，调经助孕。

方药：逐瘀衍嗣丹（庞保珍编著《不孕不育中医治疗学》）。桃仁、红花、牡丹皮、赤芍、当归、延胡索、枳壳、三棱、莪术、昆布、香附。

中成药：血府逐瘀口服液：口服。一次1支，一日3次。或少腹逐瘀丸：口服。一次1丸，一日2~3次。

（4）痰湿证

临床表现：婚久不孕，多自青春期始即形体肥胖，月经常推后、稀发，甚则停经；带下量多，色白质黏无臭；头晕心悸，胸闷泛恶，面目虚浮；舌淡胖，苔白腻，脉滑。

治法：燥湿化痰，行滞调经。

方药：涤痰祈嗣丹（庞保珍编著《不孕不育中医治疗学》）。半夏、茯苓、陈皮、甘草、苍术、胆南星、枳壳、生姜、柴胡、人参、黄芪、淫羊藿、巴戟天。

中成药：三仁合剂：口服。一次 20～30 毫升，一日 3 次。或二陈合剂：口服。一次 10～15 毫升，一日 3 次，用时摇匀。

2. 多囊卵巢综合征的中医辨证论治

多囊卵巢综合征（polycystic ovarian syndrome，PCOS）于 1935 年首先由 Stein – Leventhal 提出，是一种发病多因性、临床表现：呈多态性的内分泌失调综合征，以雄激素过多和持续无排卵为主要临床特征。主要表现为月经失调、不孕、多毛、痤疮、肥胖、黑棘皮症等。属于中医"闭经"、"月经后期"、"崩漏"、"癥瘕"、"不孕"等范畴。远期可以并发心血管疾病、糖尿病、子宫内膜癌等。

多囊卵巢（PCO）与 PCOS 是两个不同的概念。PCO 只表现为卵巢呈多囊性改变，而无临床症状及血激素的改变，可由其他疾病引起。

（1）肾虚证

临床表现：婚久不孕。月经后期，量少，色淡，质稀，渐至闭经，伴头晕耳鸣，腰膝酸软，形寒肢冷，大便不实，小便清长，形体肥胖，多毛，性欲低下；舌淡，苔白，脉细无力。

治法：补肾填精，调补冲任。

方药：济肾续嗣丹（庞保珍编著《不孕不育中医治疗学》）。熟地黄、山药、山茱萸、鹿角胶（烊化）、紫石英、杜仲、菟丝子、巴戟天、柴胡、当归、三棱

中成药：安坤赞育丸：口服。一次 1 丸，一日 2 次。或归肾丸：口

服。一次9克，一日3次。或麒麟丸：口服，一次6克，一日2~3次。

（2）肾虚痰实证

临床表现：婚久不孕。月经稀少或闭经，腰酸腿软，乏力怕冷，肥胖多毛，胸闷泛恶，或大便溏薄，舌质淡胖，苔薄腻，脉滑细。

治法：补肾化痰。

方药：济肾涤痰丹（庞保珍编著《不孕不育中医治疗学》）。菟丝子、补骨脂、淫羊藿、山茱萸、鹿角霜、紫石英、白术、黄芪、昆布、白芥子、茯苓。

中成药：五苓散：一次9克，一日2次。

（3）肝郁化火证

临床表现：婚久不孕，月经稀少、闭经或不规则流血，形体壮实，毛发浓密，面部痤疮，乳房胸胁胀满，口干喜冷饮，大便秘结，苔薄黄，脉弦数。

治法：清肝泻火。

方药：济水清肝丹（庞保珍编著《不孕不育中医治疗学》）。生地黄、玄参、山茱萸、山药、牡丹皮、龙胆草、栀子、黄芩、柴胡、知母、菟丝子、昆布。

中成药：加味逍遥口服液：口服。一次10毫升，一日2次。

（4）肾亏血瘀证

临床表现：婚久不孕，月经稀少或闭经，或经来淋漓不尽，色淡暗，或有血块，畏寒怕冷，腰酸腿软，头晕耳鸣，舌暗红，舌边有瘀点，脉沉细或沉滑。

治法：补肾祛瘀。

方药：济肾逐瘀丹（庞保珍编著《不孕不育中医治疗学》）。熟地黄、山萸肉、巴戟天、菟丝子、肉苁蓉、淫羊藿、三棱、莪术、当归、柴胡、益母草、昆布。

中成药：定坤丸：口服。小蜜丸一次40丸，大蜜丸一次1丸，一日2次。或定坤丹：口服。一次半丸至1丸，一日2次（每丸重10.8克）。

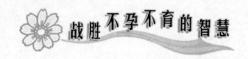

（5）气滞血瘀证

临床表现：婚久不孕。月经延后，或量少不畅，经行腹痛，拒按，或闭经，精神抑郁，胸胁胀满；舌质暗紫，或有瘀点，脉沉弦或沉涩。

治法：行气导滞，活血化瘀。

方药：香蛭赞孕丹（庞保珍编著《不孕不育中医治疗学》）。香附、水蛭、当归、川芎、枳壳、延胡索、三棱、莪术、菟丝子、甘草。

中成药：血府逐瘀口服液：口服。一次1支，一日3次。

3. 卵巢早衰的中医辨证论治

卵巢早衰（POF）是指月经初潮年龄正常或青春期延迟、第二性征发育正常的女性在40岁以前出现持续闭经和性器管萎缩，并伴有卵泡刺激素（FSH）和黄体生成素（LH）升高，而雌激素（E2）降低的综合征。表现为继发闭经，常伴有潮热、出汗等绝经期症状。POF是由于卵巢合成性激素功能低下，或不能合成，降低了对下丘脑－垂体轴的负反馈作用，使得促性腺激素升高，雌激素降低的一种状态。一般人群中发病率为1%～3%，在闭经者中占2%～10%。本病属中医学"闭经"、"不孕"、"妇人脏躁"、"绝经前后诸症"等范畴。《傅青主女科》所提出的"年未老经水断"是对本病的专题论述。

（1）肾阴虚证

临床表现：继发闭经，或月经后期，量少，渐至闭经，头晕头昏，腰酸腿软，面部潮红，烘热出汗，烦躁失眠，心情抑郁，或急躁易怒，神疲乏力，带下甚少或无，阴道干涩，性交困难，手足心热，舌质红或中剥少津，苔薄而黄白干燥，脉细弦数。

治法：滋肾柔肝，育阴潜阳。

方药：左归蠡斯丹（庞保珍编著《不孕不育中医治疗学》）。当归、白芍、熟地黄、山茱萸、龟甲、鳖甲、紫河车、肉苁蓉、菟丝子、牡丹皮。

中成药：六味地黄颗粒：开水冲服，一次5克，一日2次。

（2）肾阳虚证

临床表现：继发闭经，或月经后期量少，渐至闭经，阴道干涩，性交疼痛，神情淡漠，懒言气短，畏寒怕冷，腰背尤甚，纳谷不香，大便溏薄，小溲清长，面色白，舌质偏胖，边有齿痕，苔薄白，脉细弱。

治法：温补肾阳，调补冲任。

方药：右归广嗣丹（庞保珍编著《不孕不育中医治疗学》）。熟地黄、附子、龟甲、鹿茸、巴戟天、补骨脂、菟丝子、肉桂、杜仲、白术、山药、芡实、人参。

中成药：右归丸：口服，一次1丸，一日3次；或复方玄驹胶囊：口服，一次3粒，一日3次；或海龙胶口服液：口服。一次40毫升（2支），一日1～2次；或定坤丹：口服。一次半丸至1丸，一日2次（每丸重10.8克）。

（3）阴阳两虚证

临床表现：继发闭经，或月经后期量少，渐至闭经，阴道干涩，性交疼痛，时而烘热汗出，烦躁不安，时而畏寒怕冷，纳谷不香，腰背酸痛，神疲乏力，舌苔薄，脉沉细。

治法：调补阴阳，理经赞孕。

方药：地淫毓麟丹（庞保珍编著《不孕不育中医治疗学》）。熟地黄、淫羊藿、山药、山茱萸、巴戟天、菟丝子、紫石英、仙茅、紫河车、当归、知母、黄柏。

（4）肝郁肾虚证

临床表现：继发闭经，头晕腰酸，面部潮红，烘热汗出，烦热失眠，胸闷气窒，心情抑郁，频欲太息，神疲乏力，乳房萎缩，带下甚少，阴道干涩，性交疼痛，舌淡红，少苔，脉细弦。

治法：滋阴养血，解郁宁神。

方药：滋水疏木丹（庞保珍编著《不孕不育中医治疗学》）。熟地黄、山药、枸杞子、五味子、沙参、当归、白芍、牡丹皮、郁金、炒柴胡、川楝子、炙远志。

中成药：龟芪参口服液：口服。一次 10 毫升，一日 2 次。或二仙口服液：口服。一次 30 毫升，一日 2 次。

4. 无排卵的中医辨证论治

排卵障碍包括无排卵和黄体功能不全。无排卵的主要原因是由于下丘脑 - 垂体 - 卵巢轴功能性或器质性异常导致无排卵。主要表现为月经初潮年龄较大，月经量少，月经后推或稀发，或闭经，或崩漏不止，或溢乳、不孕等。伴发的西医病种有：先天性卵巢发育不良、席汉综合征、无排卵型功能失调性子宫出血、多囊卵巢综合征、高催乳素血症、未破裂卵泡黄素化综合征、卵巢早衰及甲状腺、肾上腺皮质功能失调等所致的无排卵。本病属中医学闭经、崩漏、月经后期、月经过少、不孕症等范畴。

（1）肾虚证

①肾气虚证

临床表现：婚久不孕，无排卵，月经不调或停经，经量或多或少，色黯；腰膝酸软，精神疲倦，头晕耳鸣，小便清长；舌淡、苔薄，脉沉细，两尺尤甚。

治法：补肾益气，温养冲任。

方药：肾癸续嗣丹（庞保珍编著《不孕不育中医治疗学》）。人参、白术、茯苓、白芍、当归、川芎、熟地黄、炙甘草、菟丝子、巴戟天、鹿茸、紫石英。

中成药：五子衍宗片：口服。一次 6 片，一日 3 次。或麒麟丸：口服，一次 6 克，一日 2~3 次。

②肾阳虚证

临床表现：婚久不孕，无排卵，月经迟发，或月经后推，或经闭，经色淡暗，性欲低下，小腹冷，带下量多，清稀如水。或子宫发育不良；头晕耳鸣，腰酸膝软，夜尿多；眼眶黯，面部黯斑，或环唇黯；舌质淡黯，苔白，脉沉细尺弱。

治法：温肾暖宫，调补冲任。

方药：右归广嗣丹（庞保珍编著《不孕不育中医治疗学》）。熟地黄、附子、龟甲、鹿茸、巴戟天、补骨脂、菟丝子、肉桂、杜仲、白术、山药、芡实、人参。

中成药：右归丸：口服，一次1丸，一日3次；或复方玄驹胶囊：口服，一次3粒，一日3次；或海龙胶口服液：口服。一次40毫升（2支），一日1~2次；或定坤丹：口服。一次半丸至1丸，一日2次（每丸重10.8克）。

③肾阴虚证

临床表现：婚久不孕，无排卵，月经常提前，经量少或停经，经色鲜红。或经期延长，甚则崩中或漏下不止；形体消瘦，头晕耳鸣，腰酸膝软，五心烦热，失眠多梦，眼花心悸，肌肤失润，阴中干涩，性交痛；舌质稍红略干，苔少，脉细或细数。

治法：肾养血，调补冲任。

方药：左归螽斯丹（庞保珍编著《不孕不育中医治疗学》）。当归、白芍、熟地黄、山茱萸、龟甲、鳖甲、紫河车、肉苁蓉、菟丝子、牡丹皮。

中成药：六味地黄颗粒：开水冲服，一次5克，一日2次。

（2）肝郁证

临床表现：婚久不孕，无排卵，月经或先或后，经量时多时少，或经来腹痛；或经前烦躁易怒，胸胁乳房胀痛，精神抑郁，善太息；舌黯红或舌边有瘀斑，脉弦细。

治法：疏肝解郁，理血调冲。

方药：开郁毓麟丹（庞保珍编著《不孕不育中医治疗学》）。当归、白芍、白术、茯苓、牡丹皮、香附、川楝子、王不留行、瓜蒌、牛膝。

中成药：逍遥丸：口服。一次6~9克，一日2次。

（3）脾虚证

临床表现：婚久不孕，无排卵，神疲乏力，纳呆，头晕心悸，面黄或体瘦，大便或溏，舌质淡，苔白，脉细弱。

治法：补脾益气，调理冲任。

方药：济脾育嗣丹（庞保珍编著《不孕不育中医治疗学》）。人参、黄芪、白术、茯苓、山药、大枣、当归、柴胡、菟丝子、巴戟天、甘草。

中成药：人参归脾丸：口服。一次1丸，一日2次。或归脾片：口服。一次5片，一日3次。

（4）血瘀证

临床表现：婚久不孕，无排卵，月经多延后，或周期正常，经来腹痛，甚或成进行性加剧，经量多少不一，经色紫黯，有血块，块下痛减。时经行不畅、淋漓难净，或经间出血。或肛门坠胀不适，性交痛；舌质紫黯或舌边有瘀点，苔薄白，脉弦或弦细涩。

治法：逐瘀荡胞，调冲助孕。

方药：逐瘀衍嗣丹（庞保珍编著《不孕不育中医治疗学》）。桃仁、红花、牡丹皮、赤芍、当归、延胡索、枳壳、三棱、莪术、昆布、香附。

中成药：血府逐瘀口服液：口服。一次1支，一日3次。或少腹逐瘀丸：口服。一次1丸，一日2～3次。

（5）痰湿证

临床表现：婚久不孕，无排卵，多自青春期始即形体肥胖，月经常推后、烯发，甚则停经；带下量多，色白质黏无臭；头晕心悸，胸闷泛恶，面目虚浮；舌淡胖，苔白腻，脉滑。

治法：燥湿化痰，行滞调冲。

方药：涤痰祈嗣丹（庞保珍编著《不孕不育中医治疗学》）。半夏、茯苓、陈皮、甘草、苍术、胆南星、枳壳、生姜、柴胡、人参、黄芪、淫羊藿、巴戟天。

中成药：三仁合剂：口服。一次20～30毫升，一日3次。或指迷茯苓丸：口服。一次9克，一日2次。或二陈合剂：口服。一次10～15毫升，一日3次，用时摇匀。

5. 子宫内膜异位症的中医辨证论治

具有生长功能的子宫内膜组织出现在子宫以外身体其他部位时称子

宫内膜异位症（EMS），是女性不孕的主要原因之一。子宫内膜异位症属祖国医学"不孕"、"痛经"、"月经不调"、"癥瘕"等范畴。由于其病变所在的部位不同和病变的轻重不同，临床症状差异很大，不孕是其临床主要表现之一。EMS 临床症状以痛经、不孕、月经紊乱等为典型表现，多发生在 25～45 岁的育龄妇女。文献报道 EMS 发病率约占育龄妇女的 7%–50%，EMS 不孕发生率高达 30%～40%。上海医科大学妇产科医院研究报道，因不孕或盆腔痛就诊的妇女中有 80% 伴发 EMS，无症状生育期妇女行输卵管结扎术时，发现 22% 的妇女伴发 EMS。有证据提示，EMS 具有自限性，约 58% 异位病灶能自行退缩和消失，而另一部分 EMS 患者病变却呈进行性发展。

（1）气滞血瘀证

临床表现：婚久不孕。经前或经期少腹胀痛、拒按，痛引腰骶，或会阴、肛门下坠，或伴胸胁乳房胀痛，或经量少，或经行不畅，经色紫暗有块，块出痛减。舌质紫暗，或有瘀点、瘀斑、苔薄白、脉弦滑。妇科检查子宫略大，较固定，后穹窿、子宫骶骨韧带等处有触痛性结节，或附件粘连包块，月经前后肿块有明显大小之变化。子宫内膜异位症不孕患者表现高催乳素血症者临床辨证以气滞血瘀型多见。

治法：理气活血，化瘀消癥。

方药：香棱克异汤（庞保珍编著《不孕不育中医治疗学》）。制香附、三棱、莪术、炮山甲、制乳香、制没药、水蛭、川芎、血竭、黄芪、菟丝子。

中成药：血府逐瘀胶囊：口服。一次 6 粒，一日 2 次。或桂枝茯苓胶囊：口服。一次 3 粒，一日 3 次。

（2）寒凝血瘀证

临床表现：婚久不孕。经前或经期下腹冷痛，痛引腰骶、会阴及肛门，得热痛减，经量少，经色暗有块，形寒肢冷，苔薄白，边有瘀点，脉沉细。妇科检查后穹窿、子宫骶韧带等处触及痛性结节。

治法：温经散寒，活血祛瘀。

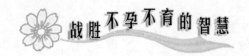

方药：桂莪消异汤（庞保珍编著《不孕不育中医治疗学》）。桂枝、莪术、三棱、炮山甲、制附子、小茴香、当归、川芎、制香附、血竭、巴戟天、肉苁蓉。

中成药：艾附暖宫丸：口服。小蜜丸一次9克，大蜜丸一次1丸，一日2～3次。或少腹逐瘀丸：口服。一次1丸，一日2～3次。

（3）痰湿血瘀证

临床表现：婚久不孕。经前或经期小腹掣痛，经色紫黯，而质稀，带下量多。形体肥盛，头晕沉重；或呕恶痰多；胸闷纳呆，或有泄泻；苔多厚腻，脉沉涩。

治法：化痰利湿，活血逐瘀。

方药：半棱逐异汤（庞保珍编著《不孕不育中医治疗学》）。半夏、三棱、苍术、白术、茯苓、滑石、香附、莪术、当归、昆布、水蛭、穿山甲。

中成药：丹黄祛瘀胶囊：口服。一次2～4粒，一日2～3次。

（4）湿热血瘀证

临床表现：婚久不孕，平时少腹时痛，经前或经期少腹疼痛加重。经行腹痛灼热拒按，或痛引腰骶、会阴及肛门；经血量多，经色深红，质稠有块；低热起伏；带下黄稠；小便短黄；大便有时干结；舌质红，舌尖有瘀点或瘀斑，苔黄而腻，脉弦数。该证型以子宫内膜异位症合并感染而致不孕者多见。

治法：清热利湿，活血祛瘀。

方药：薏竭涤异汤（庞保珍编著《不孕不育中医治疗学》）

薏苡仁、血竭、红藤、草薢、黄柏、炮山甲、鳖甲、昆布、牡丹皮、制香附、茯苓。

中成药：口服。一次4粒，一日3次。或花红胶囊：口服。一次4～5粒，一日3次。

（5）气虚血瘀证

临床表现：婚久不孕，痛经，以经期及经后为甚，伴肛门坠胀，里急后重。月经量多，色淡；神疲肢倦；纳呆便溏；面色白；舌质淡胖，有瘀点瘀斑，苔薄白，脉细涩。

治法：益气化瘀。

方药：芪棱理异汤（庞保珍编著《不孕不育中医治疗学》）。黄芪、三棱、人参、白术、山药、莪术、生鸡内金、水蛭、柴胡。

中成药：止痛化癥胶囊：口服。一次 4~6 粒，一日 2~3 次。

（6）肾虚血瘀证

临床表现：婚久不孕，盆腔结节包块，经行腹痛，腰脊酸软。月经先后不定期，量或多或少；神疲，头晕；面部色素沉着；性欲减退；舌淡黯，苔薄白，脉沉细。子宫内膜异位症不孕以黄素化不破裂卵泡综合征、黄体功能不全等表现排卵内分泌障碍的患者临床辨证以该证型相对多见。

治法：益肾调经，活血祛瘀。

方药：菟棱治异汤（庞保珍编著《不孕不育中医治疗学》）。

菟丝子、三棱、熟地黄、山药、山茱萸、杜仲、枸杞子、当归、川芎、延胡索、莪术、柴胡。

中成药：定坤丸：口服。小蜜丸一次 40 丸，大蜜丸一次 1 丸，一日 2 次。或定坤丹：口服。一次半丸至 1 丸，一日 2 次（每丸重 10.8 克）。

6. 输卵管阻塞性不孕的中医辨证论治

输卵管阻塞性不孕是指因输卵管不通而使卵不能出，精不能入，精卵不得交合而致不孕。中医无此病名，可归于中医学"无子"、"断绪"、"癥瘕"、"带下"等范畴。

（1）气滞血瘀证

临床表现：原发或继发不孕，输卵管不通或通而不畅。月经先后不定期，经行不畅，经色紫暗，夹有血块，经前少腹及乳房胀痛，心烦易怒，平时下腹隐坠或刺痛。舌质紫暗或有瘀斑，苔薄白，脉弦细。妇科检查双侧附件增厚或压痛，阴道后穹隆及骶骨韧带可查及触痛性结节。

治法：理气活血，化瘀通络。

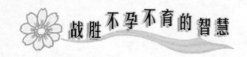

方药：疏化通管汤（庞保珍编著《不孕不育中医治疗学》）。柴胡、炮山甲、皂角刺、三棱、莪术、制乳香、制没药、昆布、水蛭、路路通、黄芪、菟丝子。

中成药：血府逐瘀口服液：口服。一次 1 支，一日 3 次。

（2）寒湿凝滞证

临床表现：输卵管不通或通而不畅。月经后期、量少、色暗有血块，带下清冷，形寒肢冷，少腹冷痛，喜温喜按，小便清长，大便溏薄。舌质淡，苔白腻，脉沉细或沉滑。妇科检查一般无其他异常发现。

治法：散寒除湿，活血通络。

方药：温活畅管汤（自拟）。紫石英、淫羊藿、炮姜、肉桂、白芥子、茯苓、炮山甲、皂角刺、水蛭、制没药、鸡血藤。

中成药：桂枝茯苓胶囊：口服。一次 3 粒，一日 3 次。

（3）湿热瘀阻证

临床表现：输卵管不通或通而不畅。月经先期、量多、质黏稠、色鲜红或紫红、夹有血块，带下色黄，少腹疼痛拒按，面红身热，口苦咽干小便黄赤，大便干结，舌质红，苔薄黄或黄腻，脉滑数。妇科检查可见子宫稍大，有压痛，双侧附件或有增厚及压痛。

治法：清热利湿，散瘀通络。

方药：清利启管汤（自拟）。红藤、黄柏、败酱草、薏苡仁、苍术、牡丹皮、柴胡、炮山甲、三棱、莪术、制没药、当归。

中成药：金鸡胶囊：口服。一次 4 粒，一日 3 次。或花红胶囊：口服。一次 4~5 粒，一日 3 次。

（4）气虚血瘀证

临床表现：下腹部疼痛结块，痛连腰骶，缠绵日久，经期加重，经血量多有块，带下量多，神疲乏力，食少纳呆；舌体黯红，有瘀点瘀斑，苔白，脉弦涩无力。

治法：益气健脾，化瘀通络。

方药：济气疏管汤（庞保珍编著《不孕不育中医治疗学》）。生黄芪、人参、白术、山药、三棱、莪术、鸡内金、水蛭、昆布、菟丝子、柴胡。

中成药：止痛化癥胶囊：口服。一次 4~6 粒，一日 2~3 次。

(5) 肾虚血瘀证

临床表现：小腹冷感，少腹隐痛，腰腿酸痛，带下量多，质稀如水，头晕耳鸣，畏寒肢冷，小便频数清长，夜尿多，大便溏薄，舌质淡，苔薄白，脉沉迟。

治法：补肾助阳，活血化瘀。

方药：济肾洁管汤（庞保珍编著《不孕不育中医治疗学》）。巴戟天、菟丝子、杜仲、续断、香附、当归、三棱、莪术、水蛭、昆布、六通。

中成药：定坤丸：口服。小蜜丸一次 40 丸，大蜜丸一次 1 丸，一日 2 次。或定坤丹：口服。一次半丸至 1 丸，一日 2 次（每丸重 10.8 克）。

7. 免疫性不孕是怎么回事

免疫性不孕是由于生殖系统抗原的自身免疫或同种免疫引起，是指不孕症患者排卵与生殖道功能正常，无致病因素发现，配偶精液常规检查在正常范围，但有抗生育免疫证据存在。正常性生活情况下，机体对生殖过程中任一环节产生自发性免疫，延迟受孕二年以上，称为免疫性不孕症。

8. 封闭抗体是怎么回事

现代生殖免疫学认为，妊娠是成功的半同种移植过程，在母体免疫功能正常时，既保护母体不受外来微生物的侵犯，又对宫内胚胎移植物不发生免疫排斥反应，并维持妊娠的继续。封闭抗体（blocking antibody，BA）为存在于正常孕妇与大部分正常经产妇血清中的一种 IgG 成分，其两个 Fab 片段中有一个因碳氢链而具有阻碍抗原结合的作用，因此，功能上是单价的，不能于 Ag 形成能启动免疫应答的稳定的大分子抗原抗体复合物，但能与对称抗体竞争性地结合抗原，使对称性抗体不能发挥作用，故而得名。

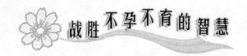

9. 封闭抗体的作用机制是什么

封闭抗体被认为是维持妊娠所必需的封闭因子,与母体的细胞毒性淋巴细胞结合,封闭其细胞毒作用,阻止对胎儿的杀伤。另一方面封闭抗体和胚胎上的抗原结合,从而阻断了母体的淋巴细胞到胚胎细胞的通路。因此,封闭抗体的主要作用是保护胎儿胎盘功能,使胎儿免受母体免疫系统的攻击,妊娠得以维持。但一直在探讨封闭抗体主要是由哪一类抗原刺激产生的。很多学者认为封闭抗体主要是针对胚胎人类白细胞抗原Ⅱ类抗原和滋养叶淋巴细胞交叉抗原(TLX)而产生的抗体,它可通过与胎儿胎盘滋养叶抗原结合或母体淋巴细胞结合而防止胚胎父系抗原被母体免疫系统识别与杀伤。

封闭抗体的本质是IgG,其通过封闭父方来源的胎儿组织相容性的细胞抗原(HLA),使胎儿这一半移植物得以逃脱母体免疫系统的攻击。封闭抗体具有以下特点:①封闭抗体的产生从妊娠初期开始,至妊娠头3个月水平最高,以后逐渐下降,分娩时又升高,分娩数周后消失。BA水平随着妊娠次数增加而增加。②它的活性体现在血清中的IgG;在胎盘组织中的IgG中,有与血清IgG封闭抗体同样的活性。③能抑制丝裂原诱发的淋巴细胞增殖,抑制白细胞介素2受体(II22R)、白细胞分化抗原(CD)4、8、2与人类白细胞DR抗原(HLA2DR)等分子的表达,而加入重组白细胞介素2(IL22)后能部分逆转其抑制作用。④封闭抗体的活性可被丈夫的B淋巴细胞吸收。

10. 如何诊断封闭抗体

对原因不明的早期自然流产的患者应及时进行封闭抗体检测,以便采取相应治疗措施防止反复流产的发生很有必要。封闭抗体(BA)测定的适合人群:①自然流产2次或2次以上;②夫妻染色体核型正常;③宫腔镜或B超排除子宫解剖结构异常;④基础体温或黄体期孕激素测定无黄体功能异常;⑤Torch 4项IgM(弓形体、风疹病毒、巨细胞病毒、单纯疱疹病毒)阴性,宫颈分泌物支原体、衣原体阴性;⑥抗心磷脂抗体阴性，抗宫内膜抗体等阴性；⑦运用流式细胞仪分析提示 CD3、CD4、CD8 封闭抗体至少有一项缺乏。

封闭抗体（BA）测定的方法：封闭抗体（BA）检测采用改良补体微量淋巴细胞毒实验方法测定，用淋巴细胞分离液分离男方血中的淋巴细胞，磷酸盐缓冲洗 3 次，调整细胞适宜浓度，加男方淋巴细胞及女方血清到微孔板内，反应 60 分钟后加补体血清，30 分钟后用台盼蓝染色，显微镜下计数各孔各类细胞数，以细胞着色、胀大≥50% 为阳性，其阴性有临床意义。

11. 封闭抗体（BA）缺乏性的治疗方法

封闭抗体缺乏的患者，由于胚胎得不到封闭抗体的保护就会遭排斥，即产生病理性妊娠，如流产、不孕、妊娠高血压综合征、早产等。对于复发性流产其封闭抗体缺乏的患者应该给予相应的治疗。

（1）主动免疫治疗

提取配偶淋巴细胞，通过主动免疫刺激病人主动产生有利于胎儿胎盘单位存活的封闭抗体，以提高病人体内封闭抗体水平。这是治疗原因不明的不育与习惯性流产的有效措施。

（2）中医药治疗

中医学认为，肾主生殖，妊娠有赖于肾气充盛，天癸至，太冲脉盛。中医治疗封闭抗体缺乏有其强大的优势。多以辨证论治，尤其注重补肾。

总之，无论采用中药或西医方法治疗必须在医生的指导下用药，切不可自己随意买药。

12. 免疫性不孕的中医辨证论治

由免疫学因素造成的不孕，统称为"免疫性不孕"。祖国医学无"免疫性不孕"的记载，本病属中医学"不孕症"范畴。免疫性不孕症包括精子免疫与透明带免疫等。精子免疫是女性机体对精子、精液或受精卵产生抗体，使精卵不能结合，或受精卵不能种植，从而导致不孕。透明带免疫是透明带等自身物质被机体吸收后，通过免疫反应产生自身抗体，阻碍精子与卵子结合及受精。其抗精子抗体导致的不孕症，约占女性不孕的20%。

（1）肾阴亏损证

临床表现：婚久不孕，免疫试验阳性。月经先期、量少，色红质稠，无血块，或月经正常。形体消瘦，腰膝酸软，头晕心悸，五心烦热，口干咽躁，舌质红，苔少，脉细数。

治法：滋肾填精，调冲助孕。

方药：济阴驱疫汤（自拟）。熟地黄、山茱萸、山药、麦冬、白芍、龟甲、鳖甲、牡丹皮、黄芪、制黄精、徐长卿、生甘草。

中成药：六味地黄丸：大蜜丸一次1丸，一日2次。

（2）肾阳不足证

临床表现：婚久不孕，免疫试验阳性，小腹凉感。腰腿酸软；月经后期或正常；神疲乏力；小便清长或频数；脉细，舌质淡红，苔薄白腻。

治法：温补肾阳，调理冲任。

方药：鹿角赞孕汤（庞保珍编著《不孕不育中医治疗学》）。鹿角霜、紫石英、川椒、杜仲、菟丝子、熟地黄、人参、白术、山药、白芍、炙甘草。

中成药：右归丸：口服，一次1丸，一日3次；或复方玄驹胶囊：口服，一次3粒，一日3次；或海龙胶口服液：口服。一次40毫升（2支），一日1~2次；或定坤丹：口服。一次半丸至1丸，一日2次（每丸重10.8克）。

（3）湿热下注证

临床表现：婚久不孕，免疫试验阳性带下黄白。月经或先期，经量稍多，色红，质黏腻有小血块；头昏腰疲；小腹作胀；大便或溏；舌苔黄白腻，脉细濡数。

治法：清热利湿，兼调气血。

方药：薏柏续嗣汤（庞保珍编著《不孕不育中医治疗学》）。苍术、牛膝、黄柏、薏苡仁、猪苓、车前草、茯苓、红藤、败酱草、淫羊藿、

香附

中成药：龙胆泻肝丸：口服。一次 3 ~ 6 克，一日 2 次。或妇科千金片：口服。一次 6 片，一日 3 次。

（4）气滞血瘀证

临床表现：婚久不孕，免疫试验阳性，心烦易怒，善太息，胸闷乳胀，少腹胀痛，经量或多或少，色紫黑挟有血块，月经后期；头昏腰酸；舌质暗或边有紫瘀，舌苔白微腻，脉弦涩。

治法：理气活血，祛瘀调经。

方药：柴桃衍宗汤（庞保珍编著《不孕不育中医治疗学》）。柴胡、桃仁、当归、生地黄、川芎、赤芍、枳壳、水蛭、川牛膝、桔梗、白术。

中成药：血府逐瘀口服液：口服。一次 1 支，一日 3 次。

（5）寒凝血瘀证

临床表现：婚久不孕，免疫试验阳性，月经后期量少，色紫黑，有血块，或月经正常，平时少腹作痛，遇寒则重，得热则舒，舌质紫暗或舌边有瘀点，脉弦细或沉细。

治法：暖宫散寒，化瘀毓麟。

方药：温活抗疫汤（庞保珍编著《不孕不育中医治疗学》）。桃仁、红花、昆布、水蛭、益母草、柴胡、肉桂、淫羊藿、菟丝子、黄芪、徐长卿、生甘草。

中成药：艾附暖宫丸：口服。小蜜丸一次 9 克，大蜜丸一次 1 丸，一日 2 ~ 3 次。或少腹逐瘀丸：口服。一次 1 丸，一日 2 ~ 3 次。

十二、辅助生殖技术

1. 辅助生殖技术是怎么回事

辅助生殖技术也就是医学助孕，随着社会的进步，医学技术的迅猛发展以及不孕症研究的不断深入，不孕症的治疗不断推出新方法、新技术。辅助生殖技术包括人工授精、体外受精一胚胎移植（IVF - ET，俗称试管婴儿）、单精子卵母细胞质内显微注射（ICSI）、胚胎种植前遗传学

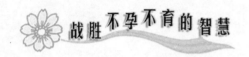

诊断（PGD）以及在此基础上衍生出的各种新技术。

2. 何谓人工授精

人工授精是收集丈夫或供精者的精液，通过非性交的方式，即由医师操作将精液注入女性的生殖器官内，使不孕夫妇受孕的人工助孕方法。人工授精是目前人类辅助生殖技术中常用的技术之一。

3. 人工受精需要的条件是什么

做人工授精的夫妇，应该完全出于自愿，要签署人工授精协议书；同时还要具备三证，即男女双方身份证、结婚证与准生证。

女方必须具备以下几个条件：第一，输卵管碘油造影或腹腔镜检查证实至少有一侧输卵管通畅；第二，年龄最好是小于40岁，因为大于40岁的妇女妊娠率明显降低；第三，基础体温测试、B超检查说明女方有排卵，或虽然无排卵但用药物促排卵后能够有优势卵泡发育；第四，要有孕育宝宝舒适的场所，即较为合适的子宫内膜。

4. 人工受精的分类与适用情况是什么

根据所用精液的来源不同，一般将人工授精分为两类：夫精人工授精与供精人工授精。

（1）夫精人工授精（AIH）：用自己丈夫的精液进行的人工授精称夫精人工授精。

夫精人工授精适用于男方少弱精症、性功能障碍、精液液化不良、生殖器畸形等男性不育，以及女方由于宫颈因素、生殖道畸形与心理因素所致不能性交等导致的不孕、免疫性不孕及原因不明不孕。这种人工授精所生后代与其父母在社会学和生物学意义上是一致的，不存在伦理道德等问题。

其禁忌证为：男女一方患性传播疾病、急性传染病、泌尿系统急性感染、严重的遗传病及躯体疾病或精神心理疾患、接触致畸量的射线或毒物、吸毒等情况。

（2）供精人工授精（AID）：丈夫为无精症，用他人的精液进行的人工授精。供精人工授精适用于男方不可逆的无精子症、严重的少精症、弱精症和畸精症、输精管结扎术后期望生育而复通术失败、射精障碍、男方或其家族有不宜生育的严重遗传疾病者、母儿血型不合不能得到存活新生儿。由于这种人工授精涉及一些社会、法律和伦理等问题，做供精人工授精之前，不育夫妇双方要深思熟虑，完全出于自愿，并签署知情同意书。供精人工授精要有严格的医疗指征与严格筛选供精者的医疗规则。因此，特别要提醒患者的是，做这种人工授精一定要到国家批准的生殖医学中心，应用精子库的冷冻精子，以避免感染某些传染病等。

其禁忌证为：女方患性传播疾病、急性传染病、泌尿系统急性感染、严重的遗传病及躯体疾病或精神心理疾患、接触致畸量的射线或毒物、吸毒等情况。

根据精液贮存时间的长短可将人工授精分为鲜精人工授精和冻精人工授精。前者主要用于夫精人工授精，后者主要用于供精人工授精。

按受精部位不同，人工授精可分为六种情况。

（1）经阴道内受精（IVI）：直接将液化后的精液或经优化处理后的精子悬液注入女性阴道穹隆部。该法主要适用于女方无生殖障碍，男方精液检查正常，但因种种原因不能怀孕者，如严重阳痿、早泄（俗称"快枪手"）等，此法简便易行。

（2）宫颈管内人工授精（ICI）：直接将液化后的精液或经优化等处理后的精子悬液注入宫颈管内，其余精液放在阴道穹隆处。该法主要适用于性交困难或精液不液化患者。

（3）宫腔内人工授精（IUI）：将经过洗涤或优化等处理后精子悬液0.3～0.5ml通过导管注入女性子宫腔。这种方法是当前最常用的人工授精方法，适应证广泛，大部分中心所做的人工授精即为宫腔内人工授精。这种人工授精所用的精液必须经过优化处理，注入宫腔内的精子悬液不超过0.5ml。精液优化处理的方法有以下几种：二次洗精法、上游法、梯度法、下游法等，技术人员会根据精液量、精子数、活力、活率以及精液液化情况选择不同的方法，其目的是选择优质、活力好，有效数量的

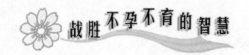

精子，以期达到受精、妊娠的目的。

（4）直接腹腔内受精（DIPI）：将洗涤优化等处理后的精子悬液调节至一定密度，从阴道后穹隆注入子宫直肠陷窝内，输卵管伞部将卵子与精子吸入输卵管内完成受精过程。此法主要适用于宫颈狭窄、宫腔内人工授精操作困难者，但目前临床上较少采用。

（5）直接卵泡内受精（DIFI）：是指在阴道超声引导下，通过阴道后穹隆穿刺至卵泡内，将洗涤优化处理后的精子悬液直接注入卵泡内的人工授精。该法主要适用于少、弱精子症、宫颈因素不孕症，特别适用于卵泡不破裂的不孕症患者。随着试管婴儿的开展，此项技术前景更为广阔。

（6）经阴道输卵管内受精（TITI）：是指经阴道插管通过宫腔至输卵管的一种人工授精。此法基本同宫腔内人工授精，只是移植管要插入一侧输卵管内，术前必须做输卵管造影，了解输卵管情况，并且插向有优势卵泡发育的一侧。可联合 B 超、腹腔镜共同完成，目前临床很少应用。

5. 试管婴儿是怎么回事

1978 年 7 月 25 日 23 时 47 分在英国曼彻斯特郊外的奥德姆总医院里，一个女婴的啼哭声划破了夜空，世界首例试管婴儿——小路易斯·布朗诞生了。小路易斯的母亲 31 岁的莱斯莉因输卵管堵塞而不能生育，莱斯莉的丈夫布朗先生则一切正常。为此，英国剑桥大学的生理学家爱德华博士与奥德姆总医院的斯特普医师从莱斯莉的体内取出卵子，与其丈夫的精子进行体外受精，然后将小小的受精卵在试管内培育 4 天，重新植入莱斯莉的子宫内，由此诞生了首例试管婴儿。

我国试管婴儿起步较晚，1988 年 3 月 10 日，在北京医科大学第三医院，诞生了我国内地第一例试管婴儿——郑萌珠，1996 年 10 月中国首例第二代试管婴儿在中山医科大学生殖中心诞生，至今国内有条件的医院相继开展了该项技术，并在近几年得到了迅速的发展，冷冻胚胎试管婴儿与胚胎种植前遗传学诊断（俗称第三代试管婴儿）相继获得成功。

那么，什么是试管婴儿？试管婴儿是不是自己的亲生骨肉？其实试管婴儿是经过体外受精－胚胎移植（IVF－ET）技术所孕育的婴儿，即通过诱发排卵获得数个卵子，将卵子取出体外，精子加入放有卵子的试管或平皿中，培养4~6小时，然后将优化处理后的进行体外受精后培养3~5天，将形成的胚胎移植回女方子宫宫腔内，继续生长发育直至分娩。试管婴儿与正常怀孕的孩子一样都是自己的亲生骨肉。

6. 试管婴儿适用于什么人

首先女性输卵管因素所造成的不孕为试管婴儿的绝对适应证，如双侧输卵管阻塞、缺如以及结扎等，特别是输卵管结核不适合进行手术治疗者；其次为男性因素所致的不孕症，如少、弱、畸精子症，精子数过少可行单精子卵母细胞质内显微注射技术；子宫内膜异位症，在常规手术或药物治疗失败后，可考虑行试管婴儿技术；原因不明性不孕症，试管婴儿在作为治疗手段的同时也具有诊断意义，如配子内在的缺陷，精卵结合障碍等；顽固性多囊卵巢综合征，经反复药物治疗，尤其是促排卵＋人工授精治疗4个周期仍未成功受孕者，可考虑做试管婴儿。

7. 哪些人不适合做试管婴儿

夫妇双方任何一方患有严重的精神疾病或性传播疾病、泌尿系统急性感染期，接触致畸量的射线、药品、毒物，女方子宫不具备妊娠功能或有严重躯体疾病不能承受妊娠者，均不适合做试管婴儿。

8. 试管婴儿分为几种

从第一例试管婴儿出生，至今已有30多年的历史。从技术难易程度来看，可把试管婴儿分为以下几种：

（1）第一代试管婴儿（体外受精——胚胎移植，IVF－ET）：传统的试管婴儿是通过诱发排卵获得多个卵泡，经阴道B超引导下穿刺取得卵子，然后将优化处理后的精子加入放有卵子的试管或平皿中，进行体外受精后培养3~5天，将形成的胚胎移植回女方子宫宫腔内，继续生长发育直至分娩。其过程有以下几个步骤：①控制性超排卵：这一步骤很重要，正常妇女自然周期只有一个优势卵泡发育，受精后只能形成一个胚

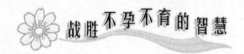

胎，移植一个胚胎的妊娠率很低，这就需要医师应用促排卵药物，促使卵巢产生多个卵子，这就是所谓控制性超排卵，从而获取多个健康成熟的卵子，以期得到多个胚胎移植。②促卵泡成熟：当有一个卵泡直径≥18mm或两个卵泡≥17mm时，给予绒毛膜促性腺激素（HCG）注射以促使卵泡最后成熟。③采卵：患者于注射HCG34～36小时后取卵，在阴道B超引导下，通过阴道穹隆部穿刺取卵，取出的卵子立即放在和输卵管液相仿的培养液中培养。此手术不需要麻醉，创伤小，可重复操作。④取精：在取卵的同时，丈夫用手淫法取精液于无菌的器皿内。⑤精子的优化和受精：用不同的方法对精液进行处理，提取优质精子以备受精，取卵4～6小时后，将上述处理好的精液按一定比例加入盛有卵子的器皿内。⑥胚胎培养：受精后卵子即胚胎继续换液培养3～5天，每日观察受精卵卵裂情况。⑦胚胎移植：选择优质胚胎2～3个用一个特制的小管放入女方的子宫腔内。

（2）第二代试管婴儿（即单精子卵母细胞质内显微注射，ICSI）：必须通过显微操作系统将精子注射到卵母细胞内使其受精，受精后继续培养3~5天形成6～10个细胞的胚胎或囊胚后移植回子宫腔内。它主要适用于男方重度少、弱、畸精的患者。通常认为第二代试管婴儿是治疗严重男性因素不育患者最有效的治疗办法；另外，还适用于不明原因的不孕不育患者、不可逆的梗阻性无精症、精子顶体异常、前次试管婴儿受精失败者以及从附睾或睾丸内取出精子者。由于"第二代试管婴儿"是一种侵入性治疗，其应用时间较短，可能存在对后代的潜在影响，有待进一步观察与探讨。因此，选用ICSI治疗时要在医师指导下进行。

（3）种植前遗传学诊断（PGD）：也就是人们通常所讲的第三代试管婴儿，是指从体外受精胚胎中取出1~2个卵裂球或取卵细胞的第一极体进行遗传学诊断，确定为正常胚胎以后，再移植回子宫腔内。它是辅助生殖技术与分子遗传学结合发展起来的新技术，主要用于X性连锁疾病的诊断，一些单基因疾病如囊性纤维病、肌营养不良、脆性X综合征以与地中海贫血等；现在还用于年龄>35岁妇女的非整倍体检测，避免了第一、二代试管婴儿操作时盲目移植携带异常基因的胚胎,从而提高了试管婴儿妊娠成功率,并达到优生优育的目的。

9. 防止滥用试管婴儿技术

如何预防不孕不育症,普及不孕不育症的知识,是广大临床专科医师所需要掌握,但又极其容易忽视的问题。随着现代辅助生殖技术的推广,确实辅助生殖技术给一些不孕不育患者带来了福音,辅助生殖技术是值得科学应用的,但在经济利益的诱惑下,有滥用倾向。全国著名男科专家戚广崇教授认为:"其实真正需要采用试管婴儿技术的应该不超过不孕不育患者的5%",并且"这个技术从优生优育及遗传学的角度而言存在着隐患"。但是现在一些辅助生殖医学单位对不孕不育症患者有求必应,过分夸大试管婴儿的成功率,甚至诱导患者做试管婴儿,该做的做,不该做的也做,结果往往给患者造成极大的经济负担、造成不必要的痛苦。这种现象亟需引起有关专业人员的重视,同时也要引起不孕不育症患者的关注,切莫轻率采用,而应经科学论证后再采用。

十三、人类辅助生殖技术政策法规

1. 发布的关于人类辅助生殖技术主要政策法规有哪些

人类辅助生殖技术和人类精子库的安全、有效应用与健康发展直接关系到人民群众的健康权益,关系到人类的繁衍和生存。卫生部在2001年就已发布了《人类辅助生殖技术管理办法》和《人类精子库管理办法》,对人类辅助生殖技术和精子库的管理提出了明确要求。

2. 怎样的医疗机构才能开展辅助生殖技术

人类辅助生殖技术必须在经过批准并进行登记的医疗机构中实施。未经卫生行政部门批准,任何单位与个人不得实施人类辅助生殖技术。

3. 开展辅助生殖技术的医疗机构应具备什么条件

必须具有开展技术相适应的卫生专业技术人员与其他专业技术人员;

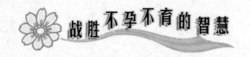

具有开展技术相适应的技术与设备；设有医学伦理委员会；符合卫生部制定的《人类辅助生殖技术规范》的要求。

4. 何谓辅助生殖技术

人类辅助生殖技术是指运用医学技术与方法对配子、合子、胚胎进行人工操作，以达到受孕目的的技术，分为人工授精与体外受精－胚胎移植技术（试管婴儿）及其各种衍生技术。人工授精是指用人工方法将精液注入女性体内以取代性交途径使其妊娠的一种方法。根据精液来源不同，分为丈夫精液人工授精与供精人工授精。试管婴儿是指从女性体内取出卵子，在器皿内培养后，加入经过技术处理的精子，待卵子受精后，继续培养，到形成早期胚胎时，再转移到子宫内着床，发育成胎儿直至分娩的技术。

5. 对于子宫切除等不能生育的患者，若有生育要求，可以找别人代孕吗

不行。我国现行《人类辅助生殖技术管理办法》规定，开展人类辅助生殖技术的医疗机构，买卖配子、合子、胚胎；实施代孕技术、使用不具有《人类精子库批准证书》机构提供的精子；擅自进行性别选择；技术档案不健全；技术质量不合格等行为均是违法行为，卫生行政部门给予警告与处罚，并给予有关责任人行政处分，构成犯罪的，依法追究刑事责任。

6. 希望捐献精子需要什么条件

供精者必须原籍为中国公民，要求年龄在 22 ~ 45 周岁之间的健康男性。精子采集应当在经过批准的人类精子库中进行，供精是一种自愿的人道主义行为，供精者对所供精液的用途、权利与义务完全知情并签订供精知情同意书。有以下情况者不能供精：

（1）有遗传病家族史或者患遗传性疾病。

（2）精神病患者。

（3）传染病患者或者病原携带者。

（4）长期接触放射线和有害物质者。

（5）精液检查不合格者。

（6）其他炎症器质性疾病。

7. 允许多个地点长期供精吗

不允许。供精者只能在一个人类精子库供精。一个供精者的精子最多只能提供 5 名妇女受孕。因此，如果供精者已使 5 名妇女怀孕，就不得再供精。

8. 无准生证可以做试管婴儿吗

不能。实施辅助生殖技术，必须遵守国家人口与计划生育法规及条例的规定。不育夫妇，要提供夫妻双方的身份证、结婚证与符合国家人口和计划生育法规和条例的生育证明原件与复印件；涉外婚姻夫妇与外籍人员应出示护照及婚姻证明并保留其复印件备案。目前，我国有些地区怀孕后才颁发准生证，这种情况需在当地计划生育部门开具生育证明，并将其保存在患者病历中。

9. 年轻女性，希望赠卵获得收入，允许吗

不行。赠卵是一种人道主义行为，我国禁止任何组织与个人以任何形式募集供卵者进行商业化行为。规定赠卵只限于人类辅助生殖治疗周期中剩余的卵子。

10. 自精可以保存吗，其条件是什么

自精可以保存。在接受辅助生殖技术时，有合理的医疗要求，如取精困难或少、弱精者；或出于"生育保险"目的，如需保存精子以备将来生育者，男性在其接受致畸剂量的放射线、药品、有毒物质、绝育手术之前、以及夫妻长期两地分居，需保存精子准备将来生育等情况均可保存精液。

申请者需了解有关精子冷冻、保存与复苏过程中可能存在的影响，并签订知情同意术，在人类精子库冻存其精子。

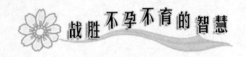

11. 新鲜精液是否能进行供精人工受精

不能。我国规定人类精子库不得提供新鲜精液进行供精人工授精，精液冷冻保存需经半年检疫期并经复检后，才能提供临床使用。

12. 为了提高供精人工受精成功率，一次采用几个人的精液行吗

不行。我国《人类精子库技术规范》规定，不得提供两人或两人以上的混合精液。

13. 精子库工作人员与家属可以供精吗

不行。精子库工作人员及其家属均不得供精。

14. 在实施辅助生殖技术时怎样体现有利于患者的原则

（1）医务人员应综合考虑患者病理、生理、心理与社会因素，告知患者目前可供选择的治疗手段、利弊及其所承担的风险，在患者充分知情的情况下，提出有医学指征的选择与最有利于患者的治疗方案。

（2）禁止以多胎与商业化供卵为目的的促排卵。

（3）不育夫妇对其配子、胚胎拥有其选择处理方式的权利，医疗机构必须对此有详细记录，并获得夫、妇或双方的书面知情同意。

（4）患者的配子与胚胎在未征得其知情同意的情况下，不得进行任何处理，更不能进行买卖。

十四、遗传咨询与产前诊断

1. 遗传咨询是怎么回事

遗传咨询是一门综合学科，是由遗传学专家、临床医学专家与实验技术专家组成的群体共同完成的。

遗传咨询是应用遗传学与临床医学的基本原理和技术，明确疾病诊断并解答遗传病患者及其家属，以及有观的社会服务人员所提出的关于遗传学方面的问题，并在权衡现在与未来、个人与家庭、个人与社会利

弊得失的基础上，给予婚姻、生育、防治、预后、教育、就业等方面的医学指导。从而，降低遗传病患儿的出生率，促进家庭幸福美满，提高全民素质。

2. 染色体与不孕不育有什么关系

正常情况下，人的染色体是46条（23对），23条来自父亲，另外23条来自母亲，其中的44条（22对）是常染色体，2条是性染色体，男性的性染色体1条是X染色体，1条是Y染色体；女性的性染色体是2条X染色体。所以，正常男性染色体核型是46，XY，女性染色体核型是46，XX。如果染色体发生了异常，称为染色体病，相当多的一部分染色体病可以造成不孕不育。

3. 基因是怎么回事

基因和染色体是不同的。基因是人类的遗传物质，而染色体是基因的载体。基因是一个人特性编码，除了同卵双胞胎外，不同的人的基因是不同的，决定了不同的体貌特征，如性别、高矮、模样、血型、体型、相貌等，甚至行为。

每个人基因的形成，是在父亲的精子和母亲的卵子结合那一瞬间就决定了的。每个人身体中所有的细胞所包含的基因都是相同的，也就是说，你的脑细胞、肌肉细胞、血细胞等全身细胞所携带的基因均是一样的。

目前科学家分析，人类大约有3～4万个基因。在胚胎发育阶段，通过基因表达的调节控制，一些有用的基因打开，一些暂时不用的基因关闭，从而出现了细胞的分化，形成不同类型的细胞。例如：从一个受精卵演变出神经细胞、肌肉细胞、血细胞等；不同类型的细胞分裂增多，从而形成不同类型的组织，如脑组织、肌肉组织、血液等，不同类型的组织形成不同类型的系统，例如：神经系统、造血系统、骨骼肌肉系统等；同样，在身体发育的不同阶段，有的基因开放，有的基因处于关闭状态，从而决定不同的生物学特性及健康状态。例如：到了青春期性器官开始发育，老年期头发开始变白等。

4. 染色体病是怎么回事

染色体病是指因先天性染色体数目异常或结构畸变而发生的疾病，是最常见的遗传病。染色体病的发病率是很高的。例如：染色体病占早孕期流产的50%，死产的0.8%，新生儿死亡的0.6%，活产新生儿的1%~2%，一般人群的发病率为0.5%。目前世界上已记载染色体综合征有100余种，染色体异常核型有2万余种，其中除携带者与少数性染色体异常外，智力低下、先天畸形、生长发育迟缓和不孕不育是染色体异常者的共同特征。

最常见的染色体病是21-三体综合征，又称唐氏综合征。

5. 基因病是怎么回事

人体内存在着大量的基因片段，一旦出现了错误的基因或者错误的基因开放，就会造成疾病的发生，就是基因病。

人类基因组计划研究结果估计人类约3~4万个基因，而临床遗传学的估计人类有8000多种疾病与基因的缺陷有关，截止到2004年1月3日已定位的单基因病达2208种，已克隆的疾病基因有1414个，它们分布在临床各个学科。基因病分为单基因病与多基因病。

根据单基因遗传病的遗传规律，将其分为常染色体显性遗传、常染色体隐性遗传病、性连锁遗传病。

6. 何谓植入前诊断

目前通常应用的产前诊断是在怀孕后进行的诊断，有些患者甚至不能到产前诊断阶段就出现流产等，给患者与家庭带来巨大的痛苦。

植入前遗传学诊断（preimplantation genetic diagnosis，PGD）是辅助生殖技术与分子遗传学技术的有机结合，是在胚胎种植之前，在早期胚胎中取出部分细胞进行疾病检测，从而筛选出正常胚胎进行宫腔内移植。

植入前遗传学诊断（PGD）是一种最理想的筛选遗传病的方法，是最早期的产前诊断，是在妊娠发生之前进行的。植入前遗传学诊断

（PGD）不仅可以应用于单基因疾病，同时可以诊断染色体异常，如染色体易位等，可以增加胚胎的植入率、降低自然流产率与阻止携带不平衡易位的胎儿出生，阻止高龄孕妇出生三体性胎儿。为控制遗传病患儿的出生、降低遗传病率与探讨出生缺陷等的发病机制提供了新的途径。

7. 胚胎、胎儿期的有害因素是什么

（1）生物致畸：包括细菌、病毒、原虫等病原微生物，目前研究较多的主要为 TORCH 感染。

（2）非生物致畸：主要是指一些理化因素，如药物、电离辐射、射线、吸烟、酗酒等。对于胚胎、胎儿的影响情况，与受到影响因素的性质、强度、作用时间的长短、作用的孕周、胎儿的易感性等有关。

8. "TORCH"是怎么回事

TORCH 是用一组病原微生物英文名称的第一个字母组合而成的病原体组合代号，由于这些病原体引起的宫内感染有可能导致胎儿先天畸形与出生缺陷，因此，用这一词来引起医师与孕妇的关注。

T：弓形虫（toxoplasma，TOX）。

R：风疹病毒（rubella virus，RV）。

C：巨细胞病毒（cytomegalo virus，CMV）。

H：单纯疱疹病毒（herpes simplex virus，HSV）。

O：其他病原体，如：梅毒螺旋体（treponema pallidum）、带状疱疹病毒（varicella zoster virus，VZV）、细小病毒 B19（parvovirus B19）、柯萨奇病毒（coxsackievirus）。

目前临床上沿用的 TORCH 检查多是对弓形虫、风疹病毒、巨细胞病毒、单纯疱疹病毒等进行血清学检查。

9. 怎样进行 TORCH 的诊断

目前对 TORCH 的诊断主要为血清学检查，即抽取静脉血检查，通过检测血液里的抗体 IgG、IgM 进行诊断。接触病原微生物后，并不是立即能检测出抗体，人的机体要有一个反应过程，最先出现的抗体是 IgM，之

后再出现抗体 IgG，抗体 IgM 是短期抗体，随着时间的推移，可以消失，IgG 为长期抗体，可以持续存在于体内。

10. 产前筛查是怎么回事

产前筛查就是用比较经济、简便、对胎儿与孕妇无损伤的检测方法，在外表正常的孕妇中查找出怀有唐氏综合征等严重先天性缺陷儿的高危个体。包括超声筛查与血清学筛查。

通俗地讲就是根据孕妇的基本信息，通过血液与超声检查结果，综合计算出可能分娩唐氏儿的风险，是从低危孕妇中找出具有分娩唐氏儿等高风险者，这是一种可能性的估计，因此，筛查结果并不能确切"判断"出胎儿"是"与"不是"唐氏儿。

11. 产前诊断是怎么回事

产前诊断，又称为宫内诊断或出生前诊断，它应用现代医学技术手段与遗传学方法，在胎儿出生前就可及早了解胎儿在宫内的发育状况，对胎儿先天性缺陷与遗传性疾病做出诊断，以便进行相应的干预措施。

产前诊断是通过一些有创的手段，如绒毛活检、羊膜腔穿刺、脐带穿刺等获得胎儿的细胞，并对胎儿染色体、基因等进行分析，得到一个明确的诊断。

产前诊断是一门基础医学与临床紧密结合的边缘学科，涉及细胞遗传学、分子遗传学、生物化学、影像学、免疫学、产科学等内容。因此，产前诊断具有"三高"的特点：①高科技性；②高不确定性；⑧高风险性。

12. 我国目前应用的产前筛查指标有哪些

我国目前应用的产前筛查为中孕期筛查。中孕期筛查是指在怀孕14 ~ 20 周进行唐氏综合征筛查。主要是抽取孕妇静脉血检查，这种筛查方法是结合了孕妇年龄、体重、孕周以及生化指标进行综合评估，是我国中孕期筛查的常用方法。

甲胎蛋白（AFP）

β 游离绒毛膜促性腺激素（HCG）

非结合性雌三醇（uE3）

抑制素 A

以上指标联合应用，可提高唐氏综合征的检出率，联合方案有二联、三联与四联。

13. 唐氏综合征是怎么回事

唐氏综合征（Down′s syndrome，DS），即 21 - 三体综合征，在染色体检查中可以看到 21 号染色体由一对变成了三个，因此，称为 21 - 三体，是新生儿中最多见的染色体病，在 1/800 ~ 1/1000 活产儿或 11150 次妊娠中即有一次发生机会，占小儿染色体病的 70% ~ 80%，其发病率随母亲年龄的增高而增高。我国目前大约有 100 万以上的患者，主要表现为智力低下，发育迟缓和特殊面容，可伴随有先天性心脏病。目前此病尚无治疗手段，唯一预防的手段就是通过产前筛查和产前诊断检出患病胎儿后终止妊娠，防止唐氏儿的出生，减轻家庭和社会的负担。

14. 超声检查对胎儿是否有损伤

以目前超声检查的设计，并没有数据显示超声波检查会对胎儿产生重大不良的影响与致胎儿明显畸形。但有部分研究报道，利用阴道及腹部超声检查，对早孕妇女胚胎的安全性进行了对照研究，认为经阴道检查超过 10 分钟可导致胚胎超微结构损伤与生化反应异常。因此提出对早孕胚胎应尽量不用阴道超声检查或尽量缩短检查时间。国外有人对超声安全性方面进行了回顾性分析，认为 M 型超声与二维超声肯定对胎儿没有危害。但对于在孕早期的超声检查仍应保持谨慎，而对于孕早期时使用高能多普勒检查时应慎重选择。

第二部分　女性不育症

一、女性不育症患者必备的基本知识

1. 复发性流产是怎么回事

复发性流产（recurrent spontaneous abortion，RSA）是指与同一性伴侣连续遭受 2 次或 2 次以上在妊娠 20 周前的胎儿（体重 ≤500 g）丢失者，是育龄妇女的常见病。

2. 复发性流产的发生率是多少

从不同地区、不同阶层及不同年龄统计，自然流产的发生率约为 15%～40%。2 次或 2 次以上的流产患者约占生育期妇女的 5%，而 3 次或 3 次以上者约占 1%～2%。

3. 何谓习惯性流产

3 次或 3 次以上在妊娠 28 周之前的胎儿丢失称习惯性流产。

二、正确认识女性不育症

1. 女性不育症是一种什么样的病

女性不育症是指可以受孕且有过妊娠史，但因流产（包括反复自然流产）、异位妊娠、葡萄胎、早产、死胎或死产等而无活婴者。

2. 女性不育与女性不孕有什么区别

不孕与不育虽都是婚后没有孩子，但不孕症是指同居 2 年以上未采取任何避孕措施而未能怀孕者，而不育症是指虽有过妊娠，但均已流产、早产或死产而告终，所以未能获得活婴者。一般说来，不孕多属精、卵形成障碍，受精或着床受阻；而不育多为孕卵着床后胚胎或胎儿的孕育障碍，两者在病因上有一定区别。但是，由于目前对早早期的流产往往难以识别，因此有时要严格划分不孕、不育的界限尚有一定困难。

3. 女性不育症的临床表现有哪些

主要表现为停经后出现阴道流血和腹痛，或虽无不适但经过 B 超发现胚胎停育等情况。有流产、异位妊娠、葡萄胎、早产、死胎或死产等病史。未孕之前可有腰酸、腰痛、性欲低下、耳鸣等肾虚表现，或其它表现，或无任何不适。

4. 女性不育症患者是否都有症状

部分女性不育症可无任何不适的表现，只是通过 B 超发现胚胎发育异常或停育等情况，或通过辅助检查发现异常，如抗心磷脂抗体阳性等。

5. 女性不育症是怎么诊断的

根据病史、临床表现即可诊断，但有时需结合辅助检查才能确诊。

（1）病史：询问有无停经史、早孕反应及出现的时间，阴道流血量、持续时间、与腹痛的关系，腹痛的部位、性质，有无妊娠物排出。

（2）体格检查：测量血压、脉搏、呼吸、体温，有无贫血与急性感染等情况。妇科检查为必须检查的项目。

（3）辅助检查：酌情进行 B 型超声、妊娠试验、TORCH 等检查。

6. 如何发现女性不育症

一是通过健康体检发现疾病，一是有病之后才到医院诊治疾病。提倡健康查体、孕前检查，早发现，早诊断，早治疗是其上策。

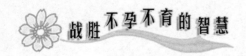

三、女性不育症的原因是什么

1. 复发性流产的原因是什么

复发性自然流产病因复杂，主要包括遗传因素、子宫解剖异常、感染因素、内分泌异常、免疫紊乱等。除此之外，临床上有40%以上的患者流产原因无法明确，称为不明原因复发性流产。另外，复发性流产还受许多因素的影响：①环境中的不良因素，如有害化学物质的过多接触、放射线的过量暴露、严重的噪音与振动等；②不良心理因素，如妇女精神紧张，抑郁程度高，消极情绪严重，情感控制能力低，对再次妊娠产生恐惧感、紧张、悲伤等不良心理刺激通过神经内分泌系统，使内环境改变，可影响胚胎的正常发育；③过重的体力劳动，吸毒、酗酒、吸烟等不良嗜好；④年龄因素：孕妇或其丈夫年龄小于18岁或大于35岁，导致卵子老化、精子染色体异常。

复发性自然流产的病因与相关因素复杂，不同原因流产，特别是早期流产（发生于12孕周前），在临床上缺乏特异的表现。所以，只能依靠各种辅助检查筛查病因，且检查项目要尽可能覆盖相关因素。不少患者同时存在多种原因，治疗上须采取综合措施。如在检查项目不全的情况下找到某个病因进行治疗，最后因遗漏其他相关因素的处理，导致安胎失败，患者精神遭受进一步打击，病情加重，失去再次怀孕的信心。

2. 复发性流产的预后怎样

不同病因导致的复发性流产预后相差大。一般内分泌因素导致的流产可得到有效治疗，预后最好，妊娠成功率达90%以上。染色体异常所致的复发性流产尚无有效的治疗方法，仅能进行产前遗传学咨询与诊断，预后最差，再次妊娠成功率仅为20%。其他因素所导致复发性流产的预后则介于上述两者之间。近年免疫性流产的治疗成功率高达约达90%。

四、正确认识女性不育症的患病情况

从不同地区、不同阶层与不同年龄统计，自然流产发生率约为

15%~40%。2次或2次以上的流产患者约占生育期妇女的5%，而3次或3次以上者，约占1%~2%。

大量资料显示，自然流产的复发风险随着流产次数的增多而显著上升，第1次妊娠时，自然流产发生率约11%~13%；有1次自然流产史者流产率约为13%~17%；2次自然流产后，流产的复发风险约为第1次的3倍，发生率达38%；有4次以上流产史者，若得不到适当的治疗，多数再次妊娠流产。

五、女性不育症的危害

1. 给病人带来痛苦

不育会给患者带来极大的精神痛苦，与体质的伤害。自然流产的次数越多，对身体的伤害就越大。因此，不育患者，不要急于怀孕，要先采取避孕措施，待查明原因，治疗好导致不育的疾病后，再准备受孕最好。

2. 巨大的经济耗费

许多不育患者，虽特别省吃俭用，但经不起长时间的治疗，到头来"人才两空"者颇多。因此，女性不育症患者，不要轻信虚假广告的诱惑，要坚持到正规的医院，找不孕不育专科专家治疗，以免受巫医的欺骗，造成更大的经济负担。

3. 容易造成家庭不和或破裂

娶妻抱子，生儿育女，享受天伦之乐是人之常情，几乎是每个家庭所期盼的。因此，不少家庭因婚久没有健康的孩子而家庭不和甚至破裂。为此，要重视健康查体、孕前检查，重视优生优育，促进家庭和睦，祖国繁衍昌盛。

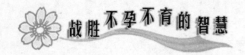

六、女性不育症的预防

1. 注意精神养生

调节情志，增强战胜疾病的信心，心情舒畅，内分泌功能才能正常分泌，利用正常受孕。

2. 注意环境养生

尽量避免有害化学物质的过多接触，尽量远离放射线、严重的噪音与振动等，更不要抽烟。

3. 适量运动

适量运动，增强体质，避免过劳与熬夜。

4. 改变不健康的生活方式

彻底改变吸毒、酗酒、吸烟等不良嗜好，按时休息，科学生活起居。

5. 适龄生育

提倡适龄生育。尽量避免孕妇或其丈夫年龄小于18岁或大于35岁才生育的现象。

6. 孕前科学检测

主要检测遗传因素、子宫解剖异常、感染因素、内分泌异常、免疫紊乱等。查明原因，将导致不育的疾病治好后，再准备受孕。

七、女性不育症的治疗原则

1. 针对导致不育症的病因进行科学治疗

孕前科学检测，尽量找到导致不育的疾病与病因，采用中医辨证论治或西药科学的治疗。只有祛除病因，才能孕育出健康聪明的宝宝。

2. 科学养生，增强体质

人是一个整体，卵子与子宫是人体的一部分，只有科学养生保健，彻底改变不健康的生活起居方式，达到身体健康的情况下，才能优生优育，从而避免不育的悲剧重演。

八、女性不育症的饮食治疗

1. 合理膳食

食物多样，谷类为主，粗细搭配。

多吃蔬菜水果和薯类。

每天吃奶类、大豆或其制品。

常吃适量的鱼、禽、蛋和瘦肉。尤其在怀孕的前 3 个月与孩子刚出生的 3 个月注意适量食用鸡蛋，促进其智力的发育。

减少烹调油用量，吃清淡少盐膳食。

食不过量，天天运动，保持健康体重。

三餐分配要合理，零食要适当。

每天足量饮水，合理选择饮料。最好的饮料是白开水。

戒烟戒酒。同时尽量避免被动抽烟。

吃新鲜卫生的食物。

2. 适量食用怀山药

在原卫生部副部长、原国家中医药管理局局长佘靖总主编，徐春波主编的《本草古籍常用道地药材考》一书中明确提出："有关山药的产地……明以后河南怀庆成为道地产区，并沿用至今"。

山药是卫生部公布既是食品又是药品的物品，而淮山药是道地药材，自然淮山药是药食两用之佳品。

山药甘、平。归脾、肺、肾经。有益气养阴，补脾肺肾，固精止带之功。

对于脾肾两虚的不孕不育症等，可采用淮山药 30g，每日 1 次，水煎服或水煎后食之或熬粥喝皆可。

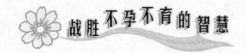

九、女性不育症的运动治疗

1. 适量运动

生命在于科学的运动，适量运动可增强体质，体健则生殖内分泌功能等才能正常。最好的运动是步行，快步走，微汗出是其良好的有氧代谢运动。晨起运动要先喝上一杯温开水。

2. 避免过劳

锻炼的目的是促进健康，而不科学的过劳运动或过大的危险运动均影响健康，因此，要适量的科学运动，避免过劳。

十、女性不育症的药物治疗

1. 免疫因素导致复发性流产的人数多吗

目前生殖免疫研究表明，复发性流产的病因，约50%～60%与免疫紊乱有关。而且约50%不明原因复发性流产表现出与免疫因素有关。

2. 免疫性流产怎样分类

根据流产的发病机制，国际上将与免疫有关的复发性流产分为自身免疫型（约占1/3）与同种免疫型（约占2/3）两类。自身免疫型复发性流产主要与抗磷脂抗体阳性有关，而同种免疫型复发性流产主要和母胎免疫耐受失衡有关。

根据不同因素导致流产所表现的免疫病理变化不同，可将免疫性流产归纳为5种情况：①表现为封闭抗体产生不足的同种免疫紊乱：病理变化的特点为：滋养细胞浅着床、血管重铸障碍、滋养细胞的合体层形成不足以及在种植部位有针对滋养细胞的免疫攻击征象；②抗磷脂抗体形成：导致胎盘微循环血栓的形成；胎盘的病理变化为：蜕膜血管炎、蜕膜血管栓塞；③组织非特异性抗体（如抗核抗体、抗DNA抗体）形成：损害胎儿和胎盘DNA，造成胎盘炎症。表现为：绒毛炎、绒毛间质炎和蜕膜炎；④组织特异性抗体（如抗精子抗体、抗子宫内膜抗体、抗甲状腺抗体、抗孕激素抗体等）形成，也可损害胚胎和滋养细胞。胎盘的变化表现出存在抗磷脂抗体与抗 DNA 抗体的特点；⑤自然杀伤细胞（nature killer cell，NK，CD56$^+$ 和/或 CD19$^+$CD5$^+$）数量增加或活性升高：前者损害蜕膜细胞和滋养细胞，后者破坏滋养细胞产生的激素（如雌激素、黄体酮和人绒毛膜促性腺激素），病理变化为蜕膜坏死、蜕膜炎症、纤维蛋白沉着与纤维蛋白样物质形成、滋养细胞形态学异常。

3. 同种免疫型复发性流产是怎么回事

妊娠是一个非常复杂的过程。由于胎儿一半基因来自父亲，所表达的抗原对于母体来讲是外来抗原，所以，妊娠是一种半同种移植过程。正常妊娠时母体和胎儿之间存在母胎免疫耐受，可以保护胎儿免遭母体免疫系统的排斥直至分娩。这种母胎免疫耐受机制十分复杂，涉及体液免疫、细胞免疫、免疫遗传、子宫免疫防护等各种因素。这些因素通过有机协调，使母胎之间的免疫达到平衡。如果这种母胎免疫平衡遭到破坏，胚胎就会受到母体免疫系统的排斥而发生流产。临床上经病因筛查，严格排除遗传因素、子宫解剖异常、感染因素、内分泌异常、自身免疫疾病等病因的复发性流产，称为原因不明复发性流产（unexplained recurrent spontaneous abortion，URSA），但认为这类复发性流产与同种免疫有关，亦称为同种免疫型复发性流产。

4. 同种免疫型复发性流产怎样诊断

同种免疫型复发性流产的诊断目前尚无明确的特异性检测指标，其方法是排除性诊断，即要在确切排除其他导致流产原因的前提下方能做出"同种免疫"或"原因不明"的诊断。所以，要求对各种病因的筛查要全面、仔细。其诊断标准主要为：①患者有连续 3 次或 3 次以上的自然流产病史；②无活产、死产、死胎史；③经常规病因筛查未发现染色体、解剖、内分泌异常和感染存在；④自身抗体阴性：包括狼疮抗凝因子、抗心磷脂抗体、抗核可抽提抗原抗体（抗 Smith、SS2A、SS2B、RNP）与抗核抗体等均阴性；⑤微淋巴细胞毒实验阴性或其他封闭抗体检测阴性。对疑有血型不合所致流产者，夫妇双方均应进行血型和免疫学方面的检查。如孕妇血型为 O 型，丈夫为 A、B 或 AB 型，需考虑 ABO 血型不合。如孕妇为 Rh 阴性，丈夫为 Rh 阳性，则需考虑 Rh 血型不合。需要进一步检测母体抗 A、抗 B 或抗 AB 抗体的效价与 Rh 抗体效价。

5. 同种免疫型复发性流产怎样治疗

（1）主动免疫治疗：此型复发性流产主要采用淋巴细胞注射主动免疫疗法。

注射方法为皮内注射，需采用丈夫新鲜淋巴细胞，但当丈夫存在传染病或其他身体疾患时，也可注射健康第三者的淋巴细胞。治疗从孕前开始。

主动免疫的疗效肯定，可达 87% ~ 96%。应警惕其潜在的输血并发症，主要包括过敏和病毒感染。而且如果供血者的健康条件缺乏严格控制或治疗操作过程无菌消毒隔离不够严格，有可能发生血行性感染；罕见情况下母亲输注异体淋巴细胞也有可能出现移植物抗宿主反应。

（2）被动免疫治疗：静脉内免疫球蛋白注射（intravenous im‐mune globulin，IVIG）。

（3）ABO 血型与 Rh 血型不合的治疗：主要以预防为主，严密观察，根据病情酌情处理。

（4）中医辨证论治。

总之，必须在医生的指导下进行科学治疗。

6. 自身免疫型复发性流产是怎么回事

自身免疫是指机体免疫系统产生针对自身抗原和（或）自身致敏性淋巴细胞所产生的免疫反应。健康人群中存在的适量自身抗体与自身致敏淋巴细胞，具有清除自身抗原与受损、衰老细胞等作用，从而维持机体的自身稳定。如果自身抗体或自身致敏性淋巴细胞攻击自身组织、细胞导致其产生病理改变与功能障碍，形成自身免疫病。多年来研究发现，一些自身免疫性疾病如系统性红斑狼疮 SLE、皮肌炎、混合性结缔组织病、干燥综合征等患者复发性流产的发生率明显增加。而且发现复发性流产患者体内存在自身抗体，且检出率较对照组明显增加。

7. 自身免疫病型复发性流产患者体内可以检出那些自身抗体

自身免疫病型复发性流产其主要依据为患者体内可以检出自身抗体，包括抗磷脂抗体（APA）、抗核抗体、抗核可抽提抗原抗体、还有抗精子抗体、抗卵巢抗体、抗子宫内膜抗体、抗胚胎抗体及抗甲状腺抗体等。其中抗磷脂抗体与复发性流产最为密切。

8. 自身免疫病型复发性流产如何诊断

免疫学诊断依靠实验室检查。狼疮抗凝因子（LAC）检查目前主要采用白陶土部分凝血酶试验，抗心磷脂抗体（ACA）采用酶联免疫吸附试验 ELISA。鉴于抗磷脂抗体在体内水平处于波动状态，可出现假阴性，在发热、感染等情况下可出现假阳性，因此，临床确诊要求是连续两次实验结果为阳性，且时间间隔为 3 个月。

9. 自身免疫型复发性流产怎样治疗

自身免疫性疾病的治疗主要有三方面：①免疫抑制：抑制异常的免疫反应，常用肾上腺皮质激素与免疫球蛋白；②抗凝治疗：预防血栓的形成，如阿司匹林和（或）肝素的抗凝治疗；③中医辨证论治。总之，必须在医生的指导下治疗。

10. 子宫解剖因素导致的复发性流产的特点是什么

子宫解剖异常导致的复发性流产约占 12% ~ 15%，其所引起的复发性流产的特点是：基本为晚期流产（发生于 13 孕周后）或早产；流产时胚胎组织新鲜。除非在孕前予以手术纠正，或宫颈功能不全在孕期行宫颈环扎术，大多数妇女有流产复发。

11. 引起复发性流产的子宫解剖异常因素包括那些

引起复发性流产的子宫解剖异常因素包括各种子宫先天畸形、宫腔

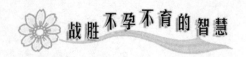
粘连、子宫肌瘤或子宫腺肌症以与宫颈机能不全等疾病。

12. 子宫解剖异常引起的复发性流产如何诊断

诊断子宫解剖异常引起的复发性流产一般并不困难，根据病史与相关辅助检查多可确诊。常用的辅助检查有：B超、X线宫腔造影、宫腔镜与腹腔镜等。确定引起复发性流产的子宫解剖异常类型后，决定处理方法。

13. 子宫解剖异常引起的复发性流产如何治疗

子宫畸形、宫颈机能不全、子宫肌瘤一般多采用手术治疗，宫腔粘连可借助宫腔镜治疗。术后酌情中西药物治疗。

14. 内分泌异常导致的复发性流产是怎么回事

正常妊娠的维持，一方面需要产生足量的人绒毛膜促性腺激素，使月经黄体继续发育成妊娠黄体，从而妊娠黄体分泌维持妊娠所必需的激素——雌二醇及孕酮。另一方面，需要发育良好的蜕膜组织，为受精卵着床与生长发育提供良好的营养环境。由妊娠引起的激素变化对妊娠的维持起着重要作用。如果内分泌功能失调，尤其是黄体功能不全、孕激素分泌不足，常导致流产。内分泌异常所致的复发性流产约占 12% ~ 15%，多数表现为妊娠早期流产。

15. 内分泌异常导致复发性流产的原因是什么

内分泌异常所致的复发性流产主要为妇科内分泌异常，如黄体功能不全、多囊卵巢综合征、泌乳素紊乱等，严重的内科内分泌紊乱也可导致流产，如糖尿病、甲亢或甲低等。

16. 内分泌异常导致的复发性流产怎样诊断

（1）病史与体检：有无不孕史、流产史、月经失调病史，有无甲状腺疾病、泌乳素瘤、糖尿病及 PCOS 病史；体检有无肥胖、多毛和棘皮征、溢乳、甲状腺肿大等，可提供有关内分泌紊乱的线索。如月经周期短于 21 天伴不孕，可能存在黄体功能不足；PCOS、甲状腺功能低下病史可能与复发性流产有关。

（2）基础体温测定：每天测量晨起时的静息体温，如患者高温相时间短（≤11 天）、上升幅度小（≤0.3℃）、高温相上升或下降慢（>3 天），提示可能有黄体功能不全。

（3）孕激素测定：黄体中期孕酮水平可以粗略估计黄体功能，若 P <15ng/ml，提示黄体功能不全；在妊娠早期还可用来监测流产，P≥25ng/ml 提示妊娠情况良好。有学者研究发现，如 P 急剧下降或 <15μg/L，80% 黄体萎缩，83% 胎儿已死亡，提示死胎或宫外孕。

（4）子宫内膜活检：月经第 23 天行子宫内膜活检，若内膜发育落后于月经周期 2 天以上，或子宫内膜薄、腺体稀疏、腺上皮含糖原少、螺旋动脉血管壁薄，说明黄体功能不全。

（5）糖代谢检查：血糖、胰岛素、糖耐量等，了解有无糖尿病或糖耐量异常。

（6）其他激素测定：血 LH、PRL、雄激素、甲状腺功能（游离 T3、T4、TSH、抗甲状腺球蛋白等）。

17. 内分泌异常导致复发性流产怎样治疗

（1）根据不同情况进行西医治疗；

（2）中医辨证论治。

18. 遗传因素导致复发性流产的原因是什么

遗传异常包括染色体异常与基因异常，其中染色体异常是较常见的原因。

19. 遗传异常引起的流产怎样诊断

遗传异常引起的流产常为早期自然流产，明确诊断需要仔细采集夫妇双方的生育史与家谱，做夫妇双方和流产物的遗传学检查。孕期可以通过绒毛活检、羊水穿刺、取孕妇外周血分离胎儿细胞，对胎儿作遗传学检查。

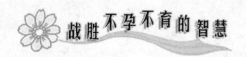
20. 遗传异常引起的流产如何治疗

对于染色体异常导致的自然流产目前尚无有效治疗方法，仅能进行产前遗传学咨询与诊断。对于已经查实复发性自然流产夫妇之一为易位携带者，可以按照以下原则进行处理：①常染色体平衡易位及罗伯逊非同源易位携带者，有分娩正常核型及携带者婴儿的机会，可以妊娠但应作产前诊断，以保证生育正常婴儿；②对罗伯逊同源易位携带者，因其子代均产生不平衡易位合子，100%流产或出生易位先天型愚型儿，应劝告其避孕或绝育，以免反复流产或分娩畸形儿；或采用供卵和/或供精辅助生殖来避免子代致命性异常。

对于有先兆流产征象的患者应首先进行夫妇双方核型分析，如果正常再决定是否进行保胎治疗。夫妻双方染色体都正常，在配子形成与胚胎发育过程中也可能出现染色体异常，应引起生殖医学临床的足够重视。

21. 感染因素导致流产的特点是什么

女性生殖道多种病原体感染均可引起自然流产，而且这些病原体广泛存在于人群中，大部分为亚临床感染或潜伏感染，可不表现任何临床症状。所以，复发性流产患者再次妊娠前应进行 TORCH 检查，或做病原体分离培养，以排除相应致病因素，或进行治疗。

22. 感染因素导致流产的原因是什么

感染方面的因素主要包括 TORCH 综合征、支原体与衣原体感染。

（1）TORCH 综合征：TORCH 是一组以孕期病毒感染为主的微生物，能通过胎盘或产道引起宫内感染，导致流产、死胎或胎儿生长迟缓、畸形，甚至新生儿期感染或/及青春期发育障碍，成为 TORCH 综合征。它主要指以下病原体：弓形虫（toxopasma，T）、风疹病毒（rubella，R）、巨细胞病毒（cytomegalovirus，CMV）、单纯疱疹病毒（herpes，H），其他病毒：柯萨奇病毒、乙型肝炎病毒、淋巴细胞性脉络膜脑膜炎病毒等。

弓形虫感染主要通过接触猫、狗等宠物而引起，感染后常无任何自觉症状，妊娠后虫体可经血运行到胎盘绒毛间隙传给胎儿，使之感染。

在妊娠初期感染严重者可造成流产、早产胎儿畸形或胎儿宫内死亡。

风疹病毒感染发生在孕20周以前者，胎儿畸形发生率甚高。孕妇感染风疹后，于皮疹出现前数日，发生病毒血症，呈播散性多种器官感染，重症者导致胎儿死亡，引起自发性流产。

巨细胞病毒是性传播疾病的一种，它在人群中的感染很普遍。巨细胞病毒（CMV）可存在于精液中，感染宫颈，也可通过胎盘感染胚胎或胎儿从而引起自然流产。巨细胞病毒一旦侵入人体，将长期存在于体内。绝大多数感染者不表现明显的临床症状，为亚临床状态。感染巨细胞病毒（CMV）的孕妇虽无自觉症状，但仍可垂直传播给胎儿，从而影响胎儿生长发育导致自然流产。

（2）支原体：解脲支原体与人型支原体是生殖道感染的常见病原体，主要通过性传播。解脲支原体与人型支原体具有极强的吸附能力，可寄生于女性上下生殖道，也可吸附在精子表面随精子进入女性体内，从而造成胚胎感染。人型支原体属条件致病菌，无症状的男女泌尿生殖道人型支原体的分离率可高达40%。解脲支原体与人型支原体引起的生殖道感染症状不明显，易被忽视。

（3）衣原体：沙眼衣原体主要通过性传播。沙眼衣原体感染可引起化脓性宫颈炎；下生殖道感染患者的宫腔中有20%可培养出衣原体。沙眼衣原体感染可引起早产、产褥感染、流产与复发性流产。

23. 感染因素导致的流产怎样诊断

TORCH综合征、支原体及衣原体感染患者不一定有严重的症状，故实验室检测是诊断的重要手段。

（1）弓形体：常用间接血凝抑制试验，间接荧光抗体法与间接乳胶凝集反应。

（2）风疹病毒：血凝抑制试验效价在1∶256以上者应进一步测定风疹IgG与IgM抗体，发病4天左右二者均为阳性，以IgM占优势，以后IgG逐渐增加占优势。

（3）其他病原体检测：可通过尿与宫颈分泌物作病原体分离；补体

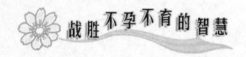

固定与血凝抑制试验；检测特异性 IgM 等。怀疑支原体、衣原体感染可做支原体、衣原体培养。

24. 感染因素导致流产如何治疗

（1）对于各种感染所引起的流产应予以相当的抗生素治疗，最好于非妊娠期治疗，治疗后妊娠，如于妊娠后发现则用药需考虑对胚胎的影响。

（2）中医辨证论治。

25. 未孕之前女性不育症的中医辨证论治

（1）肾虚证

①肾气虚证

临床表现：婚久不育（流产、早产、死胎或死产），月经不调或停经，经量或多或少，色黯；腰膝酸软，精神疲倦，头晕耳鸣，小便清长；舌淡、苔薄，脉沉细，两尺尤甚。

治法：补肾益气，温养冲任。

方药：肾癸续嗣丹（庞保珍编著《不孕不育中医治疗学》）。人参、白术、茯苓、白芍、当归、川芎、熟地黄、炙甘草、菟丝子、巴戟天、鹿茸、紫石英。

中成药：五子衍宗片：口服。一次 6 片，一日 3 次或滋肾育胎丸：口服。一次 5 克，一日 3 次，淡盐水或蜂蜜水送服。或麒麟丸：口服。一次 6 克，一日 2~3 次。

②肾阳虚证

临床表现：婚久不育（流产、早产、死胎或死产），月经迟发，或月经后推，或经闭，经色淡暗，性欲低下，小腹冷，带下量多，清稀如水；或子宫发育不良；头晕耳鸣，腰酸膝软，夜尿多；眼眶黯，面部黯斑，或环唇黯；舌质淡黯，苔白，脉沉细尺弱。

治法：温肾暖宫，调补冲任。

方药：右归广嗣丹（庞保珍编著《不孕不育中医治疗学》）。熟地黄、附子、龟甲、鹿茸、巴戟天、补骨脂、菟丝子、肉桂、杜仲、白术、山药、芡实、人参。

中成药：右归丸：口服，一次1丸，一日3次；或复方玄驹胶囊：口服，一次3粒，一日3次；或海龙胶口服液：口服。一次40毫升（2支），一日1~2次；定坤丹：口服。一次半丸至1丸，一日2次（每丸重10.8克）。

③肾阴虚证

临床表现：婚久不育（流产、早产、死胎或死产），月经常提前，经量少或停经，经色鲜红；或经期延长，甚则崩中或漏下不止；形体消瘦，头晕耳鸣，腰酸膝软，五心烦热，失眠多梦，眼花心悸，肌肤失润，阴中干涩，性交痛；舌质稍红略干，苔少，脉细或细数。

治法：滋肾养血，调补冲任。

方药：左归蟊斯丹（庞保珍编著《不孕不育中医治疗学》）。当归、白芍、熟地黄、山茱萸、龟甲、鳖甲、紫河车、肉苁蓉、菟丝子、牡丹皮。

中成药：六味地黄丸：大蜜丸一次1丸，一日2次。

（2）肝郁证

临床表现：婚久不育（流产、早产、死胎或死产），月经或先或后，经量时多时少，或经来腹痛；或经前烦躁易怒，胸胁乳房胀痛，精神抑郁，善太息；舌黯红或舌边有瘀斑，脉弦细。

治法：疏肝解郁，理血调经。

方药：开郁毓麟丹（庞保珍编著《不孕不育中医治疗学》）。当归、白芍、白术、茯苓、牡丹皮、香附、川楝子、王不留行、瓜蒌、牛膝。

中成药：逍遥丸：口服。一次6~9克，一日2次。

（3）血瘀证

临床表现：婚久不育（流产、早产、死胎或死产），月经多延后，或周期正常，经来腹痛，甚或成进行性加剧，经量多少不一，经色紫黯，有血块，块下痛减。时经行不畅、淋漓难净，或经间出血。或肛门坠胀

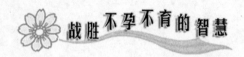

不适，性交痛；舌质紫黯或舌边有瘀点，苔薄白，脉弦或弦细涩。

治法：逐瘀荡胞，调经助孕。

方药：逐瘀衍嗣丹（庞保珍编著《不孕不育中医治疗学》）。桃仁、红花、牡丹皮、赤芍、当归、延胡索、枳壳、三棱、莪术、昆布、香附。

中成药：少腹逐瘀丸：口服。一次1丸，一日2～3次。或血府逐瘀口服液：口服。一次1支，一日3次。

（3）痰湿证

临床表现：婚久不育（流产、早产、死胎或死产），多自青春期始即形体肥胖，月经常推后、稀发，甚则停经；带下量多，色白质黏无臭；头晕心悸，胸闷泛恶，面目虚浮；舌淡胖，苔白腻，脉滑。

治法：燥湿化痰，行滞调经。

方药：涤痰祈嗣丹（庞保珍编著《不孕不育中医治疗学》）。半夏、茯苓、陈皮、甘草、苍术、胆南星、枳壳、生姜、柴胡、人参、黄芪、淫羊藿、巴戟天。

中成药：二陈合剂：口服。一次10～15毫升，一日3次，用时摇匀。或三仁合剂：口服。一次20～30毫升，一日3次。

第三部分　男性不育症

一、男性不育症患者必备的基本知识

1. 男性生殖系统包括哪些器官

男性生殖系统包括以下器官：阴囊、睾丸、附睾、精索、输精管、精囊、射精管、前列腺、阴茎、尿道、尿道球腺。睾丸是包在阴囊里面的，阴囊、阴茎都是露在体外的部分，称为外生殖器；其余的器官都藏在下腹部里，称为内生殖器。

2. 男性生殖系统各器官的结构与主要功能

阴囊在阴茎的后面，肛门的前面，是由皮肤构成的囊。皮肤呈褐色，薄而柔软，表面皱纹很多，皮下组织内含有大量平滑肌纤维，叫肉膜，肉膜在正中线上形成阴囊中隔，将两侧睾丸和附睾隔开。肉膜遇冷收缩，遇热舒张，就像人冷了要加衣被，热了要适当减衣被一样，借以调节阴囊内的温度，阴囊内的温度比人体低2℃左右才利于精子的产生和生存。肌肉收缩的时候，阴囊就会自然地紧缩变小，皱纹也就加深了，故阴囊的主要功能是调节温度。阴囊腔分为左右两个，里面有一层光滑的薄膜，包裹着睾丸和附睾。

睾丸位于阴囊内，左右各一，卵圆形。阴囊好比是一间圆形的房子，睾丸好比是房间里的卵圆形大物品。初生儿的睾丸大约有花生米大小，幼童的睾丸增长到麻雀卵大小，到了成年，就有鸽子卵大小。一般左侧的睾丸比右侧的大一些，也比右侧低一些。睾丸的表面包被致密结缔组

· 111 ·

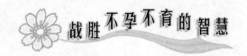

织构成的被膜叫白膜，在阴囊里可以自然滑动，故在剧烈活动时，也不至于使睾丸受到损伤。在睾丸后缘，白膜增厚并突入睾丸实质内形成放射状的小隔，把睾丸实质分隔成许多锥体形的睾丸小叶，每个小叶内含2~3条精曲小管，精曲小管的上皮是产生精子的场所。精曲小管之间的结缔组织内有间质细胞，可分泌男性激素。精曲小管在睾丸小叶的尖端处汇合成精直细管再互相交织成网，最后在睾丸后缘发出十多条输出小管进入附睾。总之，睾丸是男性生殖系统里最重要的器官，具有产生精子和分泌雄激素两种主要功能。其精子可繁衍后代，好比是植物的种子。

附睾紧贴睾丸的上端与后缘，可分为头、体、尾三部分。头部由输出小管盘曲而成，输出小管的末端连接一条附睾管。附睾管长约4~5m，盘曲构成体部和尾部。管的末端急转向上直接延续成为输精管。附睾管除储存精子外还能分泌附睾液，其中含有某些激素、酶和特异的营养物质，有助于精子的成熟。

附睾的许多管子归到一个总的管子，就是输精管，左右各有1条，管壁肌膜发达，于活体触摸时，呈紧硬圆索状。输精管长约40厘米，行程较长，从阴囊到外部皮下，再通过腹股沟管入腹腔和盆腔，在膀胱底的后面精囊腺的内侧，膨大形成输精管壶腹，其末端变细，与精囊腺的排泄管合成射精管，经过前列腺，通到尿道里。输精管为何不在附近直接通入尿道，而要走这样曲折的路线呢？这是因为在胎儿发育的过程中，睾丸原来不在阴囊里，而是在腹腔的背面，肾脏的附近，此时的输精管是自上而下通进尿道的。但是在生长的过程中，由于睾丸逐渐下降，穿过腹壁，进入阴囊，这样就形成了输精管的曲折道路。有的人在出生以后，睾丸没有降到阴囊里，而停留在下降的路途上，造成疾病，临床上称为隐睾症。输精管是精子的第二个储存处，也是精子运输和排出的重要通道。

精索是一对扁圆形索条，由睾丸上端延至腹股沟管内口。它由输精管、睾丸动脉、蔓状静脉丛、神经丛、淋巴管等为主体，外包3层筋膜构成。精索可为睾丸、附睾、输精管提供血液供应、淋巴回流和神经支配，保护睾丸免受损害，保证睾丸具有34℃～35℃的低温环境，以及使精索静脉维持通畅的回流。

精囊有2个，前后略扁如囊伏，位于膀胱底部，直肠的前面。精囊的主要功能是分泌一种胶状的液体，称为精囊液，是精液的组成部分之一，具有促进精子活动的作用。

精囊下端的细直管是排泄管，其与输精管壶腹的末端汇合而成射精管。射精管长约2cm，穿通前列腺实质，开口于尿道前列腺部。射精管也是输送精液的通道，其主要功能是射精。

前列腺是一个形似板栗大小的分泌腺，生长在尿道根部的周围，比精囊靠前一些，由导管通入尿道。它能分泌一种乳状液体，称为前列腺液。射精的时候，前列腺液、精囊液、附睾和输精管里的精子及尿道球腺的分泌液（尿道球腺是两个小的腺体，在尿道上段的两旁，腺体的导管也通入尿道）一同通过尿道射出体外，这就是精液。故精液是由精囊、前列腺、尿道球腺的分泌液加上精子共同组成的，前列腺液有促进精子活动、供给精子合适的环境与营养的功能。前列腺主要有三个功能：构成尿道前列腺部，控制排尿；将精囊与输精管中的内容物和腺泡腺管中的分泌物输入近端尿道；分泌前列腺液，维持男性正常性功能

阴茎是一个圆柱状的器官，平时绵软，垂在阴囊的前面。从表观的角度来说，阴茎可分为阴茎头、阴茎体和阴茎根3个部分，阴茎头为阴茎前端的膨大部分，尖端生有尿道外口，头后稍细的部分叫阴茎颈；阴茎根藏在皮肤的深面，固定于耻骨下支与坐骨支上；根、颈之间的部分称为阴茎体。事实上，阴茎由2个阴茎海绵体和1个尿道海绵体，外面包以筋膜和皮肤而构成。2个阴茎海绵体紧密结合，并列于阴茎的背侧部，前端嵌入阴茎头后面的凹窝中，后端分离，即阴茎根；尿道海绵体位于阴茎海绵体腹侧中央，尿道贯穿其全长，前端膨大即阴茎头，后端膨大形成尿道球，固定于尿生殖膈上。海绵体是一种勃起组织，外面包有坚厚的白膜，内部由结缔组织与平滑肌组成海绵状支架，其腔隙与血管相通。当腔隙内充满血液时，阴茎变粗变硬而勃起。阴茎皮肤薄而软，皮

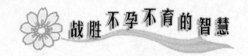

下组织疏松，易于伸展；但阴茎头的皮肤无皮下组织，不能活动。阴茎体部的皮肤至阴茎颈游离向前，形成包绕阴茎头的环形皱襞叫阴茎包皮。在阴茎头腹侧正中线上，包皮与尿道外口相连的皮肤皱襞叫包皮系带。如包皮过长或包茎，做包皮环切时注意勿损伤此系带。其主要生理功能是排尿、排出精液和进行性交。

男性尿道既是排尿通路又是排精管道，起于尿道内口，止于阴茎头尖端的尿道外口，成人长约 18 厘米，全程可分为 3 个部分：前列腺部（穿过前列腺的部分）、膜部（穿过尿生殖膈的部分，长约 1.2cm）和海绵体部（穿过尿道海绵体的部分），临床上将前列腺部和膜部全称为后尿道，海绵体部称为前尿道。

男性尿道全程中有 3 处狭窄和 2 个弯曲。3 个狭窄是尿道内口、膜部和尿道外口。2 个弯曲分别位于耻骨联合下方（相当于膜部和海绵体部起始段，凹向上）与耻骨联合前下方（相当于阴茎根与体之间，凹向下），后一个弯曲当阴茎向上提起时消失，故临床上作导尿或尿道扩张时，首先上提阴茎，使此弯曲消失以利插管。

男性尿道即用于排尿，又用于排精，具有双重功能。射精时膀胱和尿道之间的瓣膜会自动关闭，故尿液和精液不会同时通过尿道排出。

尿道球腺是埋藏在尿生殖膈内的一对豌豆形小腺体，导管开口于尿道海绵体部的起始段。尿道球腺能分泌液体，参与精液的组成且能在性交时润滑阴茎头。

3. 精子是怎样产生的

精子是男性生殖细胞，由男性的性腺睾丸所产生，形状如水中的蝌蚪，前面是一卵圆形的头部，后面有一根呈丝状的小尾巴，依靠小尾巴的摆动，使精子以惊人速度向前移动，极像小蝌蚪畅游在水中一样。

男性的睾丸是制造精子的"工厂"，左右各有一个睾丸，每个重10.20 克，质地中等，呈椭圆形。如果睾丸的体积小于 11 立方厘米，质地像人的嘴唇那么柔软，常提示睾丸功能不良。

睾丸中的曲细精管是生产精子的基地，男性睾丸的曲细精管上皮有一类细胞，叫精原细胞，可发育成精子，从精原细胞发展成为精子，大约需要74天左右，成人每克睾丸组织一天约可产生精子1000万个。

精子是男性成熟的生殖细胞，它们的发育是由不成熟的精原细胞开始，经多次分裂成为精子细胞，最后发育为成熟的精子，精子成熟后，脱落到曲细精管腔中，然后缓缓移行到附睾。从圆形的生殖干细胞经过复杂的变化，最终形成有头、体、尾的精子，如此既有精密的加工，又有精心的锻造，真可谓"千锤万凿出深山"啊。

4. 精子长得好看吗

人的精子由睾丸中生精细胞经复杂的形态结构变化而形成，最后形成小头长尾的蝌蚪状，全长约60um，头部长4~5um、宽1.5~3um。

5. 多长时间成熟一批精子

发育需要64~72天，人精子在睾丸形成后从附睾头部逐步运输到尾部，大约要经过2周，并进一步成熟使其具有受精能力，因此，精子的产生到成熟的具有受精能力需要90天。因而，看一个方子的生精功能如何，至少要应用90天才能判断。

6. 每天能产生多少精子

每天有上亿个精子在产生，经历了成长的它们，快乐的摇头摆尾，形成了壮观的集体舞蹈，时刻准备着奏响生命的序乐之曲。

7. 精子的仓库在哪里

人精子在睾丸形成后从附睾头部逐步运输到尾部，大约要经过2周，并进一步成熟使其具有受精能力。附睾尾部贮存精子存活时间有物种差异，人约1~2个月，何况睾丸连续在进行精子制造，源源不断地向前方输送，从而保证了精子的充足来源。

8. 一次射精能将附睾储存的精子全部释放出来吗

储存在附睾的精子也不会因诱惑而全军快泄，为了种族的繁衍，它

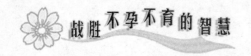

总是在保留着足够的实力，因此射精不会把附睾贮存的精子一次排空。

9. 精卵结合之"仗"虽胜，但"全军"损失严重

当性交后，男性射出的精液内有数千万以上的精子，精子靠它尾部的摆动能快速地前进，这支庞大的"队伍"有趋向性地在阴道内"争先恐后"地向上游走。子宫颈黏液与输卵管液富含促进精子获能的物质，有利于精子快速前进上行。一般到达输卵管壶腹部和卵子相遇，通过一系列的生理变化精子穿入卵子，一般只有一个精子穿入卵子，最终精卵细胞结合。

然而，结合前的过程是惊心动魄的，那些通过激烈竞争后顺利通过"关卡"（子宫颈）的精子大约是射精时的 1/1000。这以后，它们以 2 ~ 3mm/min 的速度往前游，这在人类看来是何等的悠闲，但是小精子们已经是竭尽全力"飞"速前进了。精子经过长途跋涉来到卵子面前已所剩无几，大约只有 200 个精子围绕在卵子的周围而骚动，经过相互信息传递最终相互选择而结合。精卵结合擦出了生命火花，两者结合后逐渐成长并向生命形态过渡。

10. 人类受孕的时限有多长

据研究，人类卵子在排卵后最多只有 12 ~ 24 小时的寿命。精子的活力持续时间在较大程度上受女性生殖道内环境的影响。射精后如精子留在阴道里 8 小时就会死去；如果精子进入宫颈内，而宫颈管内黏液性状、酸碱度比较适宜的情况下，精子则可存活 3 天（也可能存活 5 天）。所以人类其最大受孕时限为 4 天。故一般多主张提前几天进入女性生殖道去等候卵子，与卵子相会，这样就增加受精的机会。

11. 不孕不育症是否需要治疗

孕育是婚姻家庭、生命延续与社会发展的需要。故对于婚后二年未采取任何避孕措施而未孕者，应尽早查明原因及时治疗。对于晚婚大龄夫妇，如果婚后一年左右还没有怀孕，则应提早系统检查治疗。

12. 不孕不育夫妇在就诊之前要做些什么准备工作

就诊前，男方应停止性交3~5天。看病的前一天晚上，用温水将外生殖器清洗干净。如果男方是包皮较长的人，应该把包皮翻上，将包皮垢全部清洗干净，以免影响次日精液检查结果的准确性。同时还必须把以往所做的精液检查与前列腺检查报告及病历等有关资料全部带到医院，如果女方已开始测基础体温也应一同把体温记录单带来。

女方可在就诊之前测量和记录三个月的基础体温。就诊的前晚应用温水将外阴清洗干净。以往做的输卵管通液、子宫输卵管造影、诊断性刮宫或内分泌检查等项报告及病历也应一起带去。如需要抽血查性激素早晨不要吃饭、饮水；如需要做B超检查，应注意憋尿，做好这些准备工作对疾病的检查和治疗是很有帮助的。

13. 为什么要做免疫抗体检查

当人体遇到细菌和病毒侵袭之后，体内的防疫系统会奋起抵抗和将其消灭，此即免疫功能战胜疾病。近年研究发现这些免疫反应与不孕不育有着密切关系。约有10%~30%原因不明的不孕患者，可能是因为存在免疫抗体。

对妇女来讲，精子是一种异物，但子宫和输卵管都能容纳精子，准许它自由通行，并与卵子结合在子宫内着床，以前认为子宫是一个"特区"，对异物无反应。其实不然，子宫也有强烈的免疫反应。精子能自由通行是因为精子有一支强壮的"随行卫队"，沿途将免疫活性细胞一一击破的缘故。如果精子"孤军深入"，必将被消灭。另外，如果在女方生殖道黏膜破损或有炎症时性交，精子乘虚而入，可以激起免疫反应，在血或宫颈黏液中产生抗精子抗体（AsAb），使进入女性生殖道的精子失去受孕能力。有些虽然受孕，但精子与早期胚胎有共同的抗原性，抗精子抗体就会攻击早期胚胎，使之不可能受孕甚或导致早期流产。

除抗精子抗体外，抗透明带抗体（AzpAb）也是引起女性不孕的一个原因，透明带是卵子表面由糖蛋白质组成的一层外壳，精子需先与透明带识别，才能穿入卵内。抗透明带抗体则可将透明带表面遮盖，从而阻止精子与卵子相识，自然就干扰了受精。此外还有抗卵巢抗体（AoAb），近年来发现抗卵巢抗体的存在可以影响卵巢的功能，阳性见于卵巢早衰，且可引起不孕与流产。

对男性来讲，血液、精液里同样存在自身免疫抗精子抗体，导致精子失去受孕能力。所以，检查血、宫颈黏液或精液中的抗体是诊断不孕不育，尤其是原因不明的不孕不育的重要步骤之一。

14. 采集精液应注意哪些事项

不正确的采精方法会造成精液检查结果的失真，造成误诊误治。为使检查结果符合实际情况，采精时要注意以下事项。

（1）采精前 3～5 天应无排精现象，即应无性交射精、无手淫射精、无遗精。

（2）在 2～3 周内采取 2～3 次精液送检。由于精子生成数目变化范围很大，仅以某一次精液检查结果作判断基础不够客观、不够合理。

（3）采精时间以晨起为佳。

（4）患者来化验室由本人以手淫法自取。如确有困难也可在家中用手淫法采取，但必须在 1 小时之内，最好 30 分钟之内，将标本送到化验室。精液射出后应保存在 37℃ 左右，冬季宜将采精瓶放贴身内衣口袋内保温，夏季要避免超高温、避免日晒。

（5）不要用性交中断法采集精液。因为这种方法往往将射精开始那一小部分精液失掉，而这部分则是精子密度最高的部分。

（6）不能用避孕套采取精液。因避孕套及套内的滑石粉均可影响精子的活力，影响捡查结果。确实不会用手淫法采取者，只好用避孕套者，定要告诉患者本人洗净避孕套内的润滑剂，待其干燥后再用。目前已有专门供采取精液用的无毒硅胶避孕套。

（7）要把全部精液标本直接装入消毒清洁的玻璃瓶内。玻璃瓶不宜过大，但瓶口要宽，以免将精液射于瓶外。取精前应设法将瓶子温度与室温一致。瓶内如有杂物会污染精液，影响检查结果。瓶内如有水分或温度太低会影响精子活力。

（8）如果未把全部精液标本收集完全，或是在传送过程中将部分标本漏掉，则丧失检验意义，应再重新采取。

（9）标本采集后，应尽快送检，时间最长不应超过 1 小时。温度应保持在 37℃左右，不然会影响精子的活力等。

15. 如何看精液检查化验单

精液是由睾丸产生的精子与前列腺、精囊腺、尿道球腺所分泌的液体混合而组成的。精液好比是水，精子好比是水中的蝌蚪。由睾丸产生的精子贮存于附睾。射精时精液通过输精管道排出体外，精液为精子的存活和输送提供了良好的条件。

精液正常与否，最好以《世界卫生组织男性不育标准化检查与诊疗手册》精液指标变量的参考值来判定：

体积≥2.0ml

pH≥7.2

精子密度≥20×10⁶/ml

精子总数 40×10⁶每次排精

活力：在射精后 60mim 内前向运动（a 级 +b 级）≥50% 或迅速直线前向运动（a 级）≥25%

存活率≥75%存活，染色排除

白细胞≤1×10⁶/ml

最新的 WHO《人类精液检查与处理实验手册》（第五版）中对精液的各项参数进行了修改，更注重精液中有活力的精子的总数。修改后的精液参数如下：精子密度≥15×10⁶ 个/ml，总精子数≥39×10⁶ 个。将精子活力分为三个等级，前向运动、原地运动及不动的精子，正常参数为前向运动精子≥32%，原地运动精子≥4%，不动的精子<63%。在采用严格的形态学标准的条件下，正常形态的精子>4%。应特别注意的是对世界卫生组织《人类精液检查与处理实验手册》（第五版）存在很大的争议，许多专家仍以世界卫生组织关于精液检测的第四版标准为准。

为了获得较为准确的检查结果，男性患者在排精后 3 ~ 7 天取精进行精液常规分析。由于精液质量受到多种因素的影响，一次精液常规分析的结果往往不能代表患者精子质量，尤其当第一次精液常规分析的结果不理想时，应详细询问最近一段时间是否存在影响精液质量的因素，如感冒等疾病、生活方式的变化等，并嘱咐患者在排除影响因素后，过一段时间后复查精液常规。

16. 为什么男性健康体检不能走过场

目前虽对男性健康体检的重视程度比以往确实有了显著的提高，但仍重视不够。男性健康体检的频率应该是一年一次。目前所谓的健康体检中存在不少误区，有一些医生对正常人的体检，态度不是十分认真，加上男性本身对健康体检的观念意识淡薄，这样会造成正常人群中的少数发病患者被遗漏掉。

因为人是一个整体，男科疾病和全身各个系统的健康状况息息相关，所以男性健康体检必须包括血尿便常规检查、胸透、肝肾功能检查等全身健康状况的检查项目。除此之外，还应当包括部分男科特殊检查，例如，外生殖器发育状况检查、精液常规、性功能检测、前列腺 B 超、前列腺特异性抗原（PSA）等检查项目。尤其对男性生殖器的体检不够重视，常常忽略而误诊。针对不同年龄阶段的男性人群，男科的检查应当有所侧重，例如，青少年应当注意生殖器的发育情况，处于生育期并有生育要求的年轻人应当进行精液常规等生殖功能的常规检查，而年龄大于 50 岁的中老年男性则应当常规进行前列腺 B 超和 PSA 检查，以了解有无前列腺增生和初步筛查有无前列腺肿瘤。

目前存在部分男性体检"走过场"的现象，也跟我国男科学的现状有一定关系。我国男科同国外相比，还有一定的差距。发达国家男性生殖医学已成为独立的学科，有大量的专业技术人员专门从事男科领域的研究和临床工作。虽我国对男性健康的要求也日益升高，但目前我国面临的问题是男科学领域的专业技术人才仍相对较少，医疗行业和管理结构对男科的重视程度和投入程度相对较薄弱。过去我国男性生殖医学的研究主要以中医为主，近年来，随着男性生殖医学学科的迅猛发展，为适应和促进男科的发展，中国男科学会从中华泌尿外科学会中逐步分离为独立的学科分支。中华中医药学会成立了男科分会，世界中医药学会成立了男科专业委员会，出版了一些中、西医男科专著。如曹开镛，庞保珍主编的第一部中医男科标准：《中医男科病证诊断与疗效评价标准》于 2013 年出版。近年来我国不少医院建立了男科门诊和男科病房，侧重开展诊断和治疗男科疾病。

男性健康体检是防治男科疾病的重要手段，不但不能走过场，而且应该高度重视。

17.　"包治百病"是骗人之术

男性疾病应当采用规范的诊断和治疗方法。医生首先应对患者的病情进行明确诊断，根据不同的原因采取不同的处理和治疗方法。而一些人不负责任地片面夸大治疗效果、包治百病，是对广大患者的欺骗。

目前我们国家真正有较高学术造诣的男科医生不多，多数是泌尿科医生兼的，至于外面某些广告上宣传所谓男科医院、男科医生，其实不少根本不是男科医生，是骗人之谈。尤其是部分电线杆上的医疗广告特别多，"电线杆医生"不可信，我们希望有病的男人们，到正规医院的男科诊治。

据统计，有 80% 的重病病人，他们都承认自己不常去医院，小病都不看，最后成了大病，而现在，部分不正常、不合法的性行为者，比如在宾馆按摩服务等，目前对这些服务人员的健康体检重视不够，而这些所谓的服务人员自己也没有预防艾滋病、性病方面的知识，于是就有部分人在不知不觉中得了性病。不少病人由于爱面子，会找不正当广告上的人治疗，部分不正当的行医者为了赚钱就吓唬这些病人，其实本来有一些性病只需要吃药就可以痊愈的，现在却需要输液、打针等手段，不但花钱较多，且最后造成病人心理压力很大。

总之，"电线杆医生"不可信，"包治百病"是骗人之术。

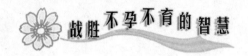

18. 如何检查前列腺

患者（被检查者）可采用胸膝位、侧卧位或前俯立位。医生戴手套或指套，涂以润滑剂（医用凡士林等），在被检者肛周轻轻按揉使其适应，再缓慢轻柔地插入肛门至直肠。一般情况下，应在直肠前壁距肛缘4～5厘米处扪及前列腺。

首先检查前列腺大小。正常前列腺体积应似栗子大小。前列腺增生时，腺体可在长度和宽度上增大，按增大程度可分为三级：一级似鸽蛋大小，即手指可扪及边缘，二级似小个鸡蛋大小，三级似鸡蛋大小，即手指扪不到边缘。

第二，检查前列腺表面及硬度。正常前列腺表面平滑，无结节，无压痛，边缘界限清楚，质地柔韧而有弹性感。如发现前列腺体触痛、肿胀，应疑为前列腺炎；如触及石块样坚硬结节应疑为前列腺癌；若有波动感说明已形成脓肿，此时禁用前列腺按摩与尿道器械检查；如触及到表面不规则、硬度增加或硬度不均的前列腺，应疑为慢性前列腺炎。

前列腺两侧叶中间应可扪及一道纵行沟，称"中央沟"。中央沟变浅或消失时，要考虑前列腺增生症。

另外，还应检查前列腺和直肠粘膜有无粘连及其与周围组织的关系，检验肛管括约肌的收缩功能。神经系统疾病的病人，肛管括约肌可缺乏收缩力而松弛，造成排尿困难、尿失禁等症状。

19. 如何收集、检验前列腺液

为收集、检验前列腺液，要进行适当的前列腺按摩。被检者应在检查前排空小便。医生手法要求均匀有力，但切忌粗暴，以免造成损伤。前列腺按摩顺序，先在每一侧叶自外上向内下按摩，左右对称进行，每侧叶均按摩3～5次，最后沿中央沟从上而下进行压挤。如上动作反复数次，直到有白色液体自尿道滴出为止。

流出尿道口的前列腺液置于清洁的玻璃片上，立刻进行显微镜检查。

前列腺液涂片检查是诊断前列腺疾病的最基本方法。正常前列腺液是较稀薄的，呈淡乳白色，含有较多折光性强的卵磷脂颗粒及少许白细胞、上皮细胞、精子等。前列腺发炎时，卵磷脂小体明显减少或消失。

一般认为正常的前列腺液中白细胞每高倍视野不超过 10 个，感染时（前列腺炎）则显著增多。

正常的前列腺液几乎不含红细胞。当红细胞超过每高倍视野 5 个时，提示前列腺炎的可能性。

临床上疑有前列腺癌时，可作前列腺液细胞学检查。涂片可用苏木素－伊红染色或巴氏染色，在显微镜下观察细胞结构的变化。也可用吖啶噔荧光素染色，用荧光显微镜观察细胞的变化。该法有助于早期前列腺癌的诊断。

20. 尿道滴白是怎么回事

尿道滴白多见于前列腺炎，即尿道有少量白色分泌物溢出，可见于排尿前后或大便用力时。有时一夜醒来，发现尿道口被白色分泌物粘合。

前列腺炎是中青年男子的常见疾病之一，多与后尿道炎、精囊炎及附睾炎等并发。临床上分为急性前列腺炎和慢性前列腺炎，后者尤为多见。

急性前列腺炎除尿道滴白之外，还可有会阴部不适、沉重或下坠样疼痛，向腰背部、阴茎部及大腿部放射，大便时盲肠内疼痛。前列腺局部感染严重时形成脓肿，可自尿道、直肠部溃破，可见脓液流出。直肠指检时可扪及肿大的前列腺，有明显压痛。脓肿形成时，局部有波动感。宜卧床休息，多喝白开水。要用抗生素控制感染或采用中医辨证论治。脓肿已形成者宜经会阴部作切开引流术。

慢性前列腺炎除尿道滴白外，还可有疲倦、乏力，精神不振，排尿痛，后尿道、会阴、肛门区不适，腰背疼痛，阴囊、睾丸、腹股沟、会阴、直肠等处坠胀不适，性欲减退，早泄（俗称"快枪手"），射精痛等症状。进行前列腺触诊时可发现表面不平、坚硬、局部压痛。

21. 为何会得慢性前列腺炎呢

导致慢性前列腺炎的原因很多，如上行性尿道感染，污染尿液回流进前列腺导管，邻近的器官（如直肠）病变，烟、酒、辛辣食物、性冲动等引起的前列腺反复充血，尤其是一些职业原因，例如汽车司机和骑师等长期坐着的职业群体慢性前列腺炎发病率较高。

男一类独特的发病原因是紧张和焦虑。外生殖器、腹股沟区和直肠内的种种不适及尿路刺激、尿道流白等症状会引起患者焦虑、恐惧、愤怒感等不良情绪，反过来又加剧器质性病变。研究表明，对慢性前列腺患者来说，消除紧张行为的心理疏导疗法比药物疗法更有效。

据研究。慢性前列腺炎多发于未婚而无定期排精液及已婚分居无定期排精液者和丧妻后无定期排精液者。对这些患者我们鼓励7天左右排精1次，引流前列腺，达到"流水不腐"的治疗目的，而且可避免按摩引起的人为机械损伤。

另外，患者要消除顾虑，加强身体锻炼，忌辛辣刺激性食物，生活规律，作息有序，保持大便畅通。

如能做到上述几点，到正规的医院找男科医生适当治疗，慢性前列腺炎可以治愈。

22. 哪些原因可造成前列腺长期充血

前列腺长期充血常发生于以下几种情况：

（1）未婚男子尤其是常看色情书籍、影片等，经常的性冲动导致生殖器充血。

（2）已婚男性习惯于有规律的性生活，一旦女方生病或怀孕不能进行规律的性生活，男方的性欲仍十分旺盛，性冲动促使前列腺充血，但在相当长的时期内得不到必要的释放，分泌液便积蓄在前列腺及精囊中，造成前列腺过度扩张与长期充血。

（3）有些男性误以为"忍精不射"可以强身健体，或由于担心女方怀孕，而习惯于（或强迫自己）在临近射精前的一刹那中断性交，或是强行不射精。如此反复，前列腺和精囊液就积蓄在前列腺中，得不到适时的排泄。经常采用"忍精不射"性交的男性很可能有慢性前列腺充血症状，诱发慢性前列腺炎。

（4）过度的性欲冲动、经常手淫可导致或加剧前列腺慢性充血。

（5）刺激性嗜好品（如烟、酒、辛辣食物等）常会引起泌尿生殖系统的急性充血。

23. 为何治疗男性不育症以 3 个月为 1 个疗程

精子的产生是在睾丸的曲细精管中完成的，而精子产生后还需要在附睾中进行进一步的发育和成熟，然后随着精浆被排出体外。人的精子生长过程约为 70 天。另外，精子在附睾中进一步发育和成熟，需耗时 19～23 天。因此，从精子产生到成熟后被排出体外总共需 90 天左右，所以治疗男性不育症以 3 个月为 1 个疗程。

24. 不孕不育夫妇在生活中应注意什么

不孕不育的患者，除了查明发病原因，针对性地进行治疗之外，在生活上也应加以注意，这样才能锦上添花，从而收到更佳的疗效。那么生活上应注意些什么呢？

（1）心理上要坦然，不能过分焦虑和忧虑。

（2）避免不良环境因素。对一些可能影响生育的工作应当注意防护，如应避免接触放射线（尤其是电脑的普遍应用，电脑的辐射容易被忽视）和对身体有害的物质如某些化学品和重金属，避免高温作业、尽量减少接触电脑的时间等。不孕、不育患者应尽量避免抽烟饮酒，大量吸烟者会增加精液中硫氰酚的含量，因而抑制精子活动力，吸烟的人精液中畸形精子的数目也都明显高于不吸烟者。长期过量饮酒，酒中所含的酒精对睾丸也是有害的，易导致睾丸不能正常地产生男性激素和精子。

（3）适当增加营养，加强锻炼。适当食一些肝、脑等动物内脏有利于性激素的合成，而维生素类也是必需营养，因此适当服用一些多种维生素如维生素 A、B、C、E 有利于增加受孕机会。尤其是男性不育要适当多吃苹果。

25. 哪些情况下不宜过性生活

夫妻性生活是感情达到高潮的标志，即可因此而"性"福，又可繁衍后代。为了即培育聪明健康的孩子，又保护身心的健康，故不能在下列情况下过性生活。

（1）饱食之后性交易患肠胃病。

（2）抽烟、醉酒之后性交，会生下非痴即愚的"星期天孩子"。"酒可乱性，亦可乱精"。

（3）饥饿、过累、远行、失眠时性交容易伤损元气，容易生病。

（4）劳心苦思、哀怒忧惧、神志不宁时切勿性交，性交则后代不聪有僻性。

（5）病情初愈，创口未尽愈合，或跌打损伤时不宜同房，以防病情复发。

（6）妊娠头 3 个月和最后 3 个月不可性交，早期同房则易流产，后期易早产。据国外对 410 例产褥感染病例的统计，有 50% 以上在妊娠最后 1 个月有性交史；31% 病例在妊娠最后 1 周有性交史；20% 在最后 3 天有性交史；9.5% 在分娩前 1 天有性交史。

（7）行经期间，切勿过性生活，否则双方俱损，且易将细菌带入妇女阴道，病症丛生。

（8）分娩或女方结扎后 2 个月不宜同房。男方结扎后或女方放环（或取环后）2 周内不宜同房。

（9）酷暑严寒，天气突变，雷电交加时更忌同房，此时受精，易生畸形胎儿。

（10）任何时间性交后，都宜静卧睡眠，不宜立即离床劳心出汗，更严禁受热受寒，入水工作，冲冷水浴。

26. 不宜生育的遗传病是什么

不宜生育的遗传病有下列几种：

（1）各种严重的显性遗传病：①视网膜细胞瘤：双侧性视网膜细胞瘤都是显性遗传，这些人结婚生下的子女大约半数会患同样疾病；②强直性肌营养不良（有全身肌肉萎缩，以面、颈、肩、上肢比较明显，并伴白内障与毛发脱落）；③结节性硬化（有癫痫、智力低下、面部皮脂腺瘤等表现）；④软骨发育不全（侏儒、四肢短小、面部畸形）；④遗传性痉挛性共济失调（有步态不稳、言语障碍，视神经萎缩、眼球震颤等表现）等。这些严重功能障碍与明显畸形的疾病，不能正常工作、学习和生活，也没有很好的治疗方法，故不宜生育。

（2）男女双方都患同一种严重的隐性遗传病：①肝豆状核变性（有震颤、肌张力增加、智力减退等神经精神症状，及黄疸、腹水、肝脾肿大等症状）；②苯丙酮尿症（由于氨基酸代谢障碍，造成智力低下，毛发变淡，如不治疗常会夭折）；③糖元积累症（由于糖代谢障碍引起的肝脏肿大，心脏、肾脏、肌肉的损害）；④先天性全色盲（从小怕光，视力明显减退，完全丧失辨色能力）等。这类疾病，又是双方同患，子女往往全部发病，所以不宜生育。

（3）较严重的多因子遗传病：包括精神分裂症、躁狂抑郁性精神病、原发性癫痫、糖尿病等。最好先治疗，后生育。

此外，麻风、性病等未治愈也不宜生育。

二、正确认识男性不育症

1. 男性不育症是一种什么样的病

关于男性不育的定义，观点较多，尤其关于不育的时间标准不一。多数学者认为，夫妇婚后同居 2 年以上，性生活正常，未采用避孕措施而未受孕，其原因属于男方者称为男性不育。直到 1995 年 WHO 发表《不育夫妇标准检查与诊断手册》，规定了一个较为科学的国际统一标准："至少有 12 个月不避孕的性生活史而仍未受孕者。"这个标准，可以说每个词都是经得起推敲的，具有一定的科学性。

第一，关于不育的时间标准。国内一直没有统一过，有 3 年的，也有 2 年、1 年的。后来，有人调查表明：男女性生活正常，未采取任何避孕措施，一般在婚后（或者同居）12 个月有 80% 左右女方可以怀孕，第 24 个月有 10% 可以受孕。因此，国际妇产科联合会将不育的时间标准定为 2 年。国内学者近年多遵此标准。而《不育夫妇标准检查与诊断手册》

定为"至少12个月"。比较而言，WHO的观点更为科学。所谓"至少12个月"，有如下几层含意：首先提出确定诊断不育的下限时间；其次，采用月数而不用年，一是以女性排卵周期为基础，二是可以累计，不是以结婚时间的长短，而是以这种有效的性生活的月数为准，这里既包括了婚前性生活的月数，也除外了婚后因各种原因分居而没有进行性生活的月数。

第二，"不避孕性生活史"，指男女之间阴道内有效射精的月数，而口服避孕药、使用避孕器具、体外排精、手淫等性生活的时间均应排除在外。

另外，关于"夫妇"与"婚后"，以往男性不育的定义中都有这两个词。因为有未婚同居者，所以《不育夫妇标准检查与诊断手册》中使用"男女"而不用"夫妇"，自然也不存在"婚后"问题，比较恰当。

2. 不育症怎样分类

（1）根据发病过程或病史分类

世界卫生组织根据发病过程或病史，将不育症分为原发性和继发性。

原发男性不育指一个男子从未使一个女子受孕。

继发男性不育指一个男子曾经使一个女子受孕，不管这女子是否是他现在的配偶，也不管受孕的结果如何。

（2）按病因诊断分类

世界卫生组织从病因学角度，将导致男性不育的因素分为以下16个方面：性和（或）射精功能障碍；免疫学病因；未找到明确原因；单纯精浆异常；医源性的病因；全身性的病因；先天性异常；后天获得性睾丸损害；精索静脉曲张；男性附属性腺感染；内分泌病因；特发性少精子症；特发性弱精子症；特发性畸形精子症；梗阻性无精子症；特发性无精子症。

（3）按中医理论分类

分为肾虚、肝郁血瘀、气血两虚、湿热下注等。

由于男性不育不是一种独立的疾病，而是由于多种因素和疾病干扰了男性生殖生理活动的某一个或某几个环节而造成的结果。从中医的观点讲亦是如此，男性生育不是单纯肾精问题。生理上，男性生育能力是人体脏腑、气血、经络功能相互协调作用的结果；病理上，不育又是脏腑、气血、经络整体功能失调的表现，正如唐代孙思邈在论及男性不育症的原因时指出："凡人无子，当为夫妻俱有五劳七伤，虚劳百病所致，故有绝世之殃。"就是从发病学的角度，认为男性不育是全身许多疾病综合作用的结果。不过中医只是强调肾精在男性生育中的重要作用，认为肾藏精，主生殖。肾精的盛衰，决定着男子的生育能力。生理上，男性生育以肾精为本；病理上，肾精亏虚为男性不育的主要病因。对其进行适当的分类，有助于我们认清这些因素或这些疾病，以便选择相应的治疗措施。

（4）其他分类方法

根据受孕能力可分为绝对不育和相对不育。绝对不育是指完全没有生育能力者，如睾丸切除、绝对无精子症等；相对不育，则指具有一定生育能力，但总的生育条件低于受孕所需的条件，如少精子症、弱精子症等。根据病史可分为先天性不育与后天性不育。前者指男方有先天性疾病如生理缺陷等导致的不育；后者则指因后天的各种疾病影响了男性生殖生理活动的某个环节而导致的不育。其中，由器质性因素导致不育的叫器质性不育；由功能性因素引起不育的叫功能性不育。此外，还有生理性不育与病理性不育之别，永久性不育与暂时性不育之说，等等，这些纯属学术上的分类，实际临床意义不大。

3. 男性不育症的临床表现有哪些

男性不育症患者有的表现为腰酸痛、耳鸣、记忆力减退、阳痿、早泄等肾虚表现或其它不适表现，病情复杂，表现不一；有的患者没有任何不适，只是婚久不育，但经过科学检测发现精液异常等影响生育的情况。

4. 男性不育症患者是否都有症状

许多男性不育症患者可没有任何不适的表现，但部分男性不育症患

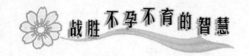
者经科学检测可发现精液异常等影响生育的指标。

5. 男性不育症是怎么诊断的

（1）详细询问病史；

（2）认真系统的查体，尤其要重视外生殖器官的检查。

（3）辅助检查：酌情进行精液分析、睾丸活检、B超检查、性激素化验等。

6. 睾丸活检对不育症的诊断有何意义

睾丸活检是男性不育症的一种重要检测手段。检查时通过一种简单的手术取出一小块睾丸活组织，依照睾丸组织结构及生殖细胞来了解睾丸的生精情况。通过睾丸活检观察，能直接判定睾丸的生精功能与生精障碍的程度，以及睾丸合成类固醇激素的能力，评价生育能力并可提供直观资料。该项检查有助于鉴别是生精功能障碍引起的无精子症，还是生殖道梗阻引起的无精子症，且可以诊断和估计生殖内分泌紊乱及受体分布的情况，对男性不育症的诊断、分型、治疗和预后判断皆有重要价值。

7. 睾丸活检的适应证是什么

睾丸活检可对睾丸体积和血清卵泡刺激素水平正常而不能解释的无精子症患者进行，也可用于怀疑患有睾丸肿瘤时。对于精曲小管透明样变的患者，其病变不易被发现，而其血清卵泡刺激素水平升高，所以不必进行睾丸活检。由于睾丸活检是一种创伤性检查，虽然目前可通过细针穿刺的方法进行睾丸活检，但对睾丸来说仍是一种损伤，有可能引起一些并发症，反而引起比原来更重的损害，故对于睾丸活检应持慎重态度。

8. 男性患者应做哪些内分泌检查、有何意义

对怀疑内分泌异常的男性患者，可采用放射免疫或免疫发光测定技术，检查患者外周血循环中的促卵泡素（FSH）、黄体生成素（LH）、睾

酮（T）、血清催乳素（PRL）等。

FSH、LH升高表示有原发性睾丸疾患，并提示睾丸的病变严重、广泛。其严重程度与升高程度成正向比例；FSH、LH降低则表示可能存在促性腺功能过低性类无睾症。在少精症和无精子症中，FSH升高常提示输精管损伤以及睾丸调节功能的损害；若FSH正常，多表明附睾、输精管道有梗阻。

血清T测定一般只有在Klinefelter综合征时才有意义。在男性性欲低下或性功能低下时可测定T。

PRL测定常用于确定高催乳素血症，一般认为血浆催乳素水平升高可抑制间质细胞功能，从而妨碍双氢睾酮在睾丸中的合成，以及在PRL升高时雄激素受体将减少而出现性腺功能低下与少精症。

9. 如何发现男性不育症

目前，一是通过健康查体、婚前查体、孕前检查发现不育症，称之为"人找病"；另一种是因婚久不育到医院诊治，才发现疾病，称之为"病找人"。提倡健康查体、婚前检查、孕前科学检测，以促进人类繁衍与优生。

10. 不育症患者是否服些补药就能治愈

临床中，常遇到一些婚后多年不孕不育患者，夫妻双方便盲目地服用人参、鹿茸、海马、黄狗肾等补药，以期早日怀孕。其实这种不经医生指导，盲目自购补药的方法，不仅浪费钱财而且往往影响不育症的治疗效果。

中医治病讲究"整体观念"，"辨证施治"，也就是说根据具体病情，选用不同的药物，所用药物要符合你的病情，符合你病情的药就是好药。中药有"四性五味"之不同，各种药物其性味不同则应用的范围亦有不同。如鹿茸、海马之类，性味偏于补阳，可以用于治疗阳虚证患者，用于阴虚证则不适宜，甚至会加重病情。因此，呼吁不孕不育患者切勿滥用药物，应在专业医生的指导下用药，以免与愿相违，如果竟有宣称某

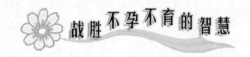

种中药能治疗所有的不孕不育症，此乃是江湖术士骗人的谎言，绝不可信。

11. 怎样合理用药治疗阳痿

理想的治疗阳痿的药物应是安全有效，使用方便，价格便宜，对其他器官的功能无影响。口服药物西地那非（万艾可）在目前国际国内，曾被认为是治疗阳痿的首选治疗方法，使用方便，安全有效。但万艾可的价格还是较贵，且万爱可有绝对禁忌证：服用任何形式的硝酸盐类药物者属绝对禁忌症，否则有生命危险，因此，男性要高度重视万艾可的绝对禁忌症。

任何疾病的发生都有轻重程度，一般来说，重度阳痿患者多数由于严重的器质性原因引起，如果口服药物无效，根据病情和患者需要，还可以选择第二线阴茎海绵体药物注射疗法，对第一、第二线治疗无效的重度患者选择第三线治疗方法阴茎勃起装置植入手术，可以获得较永久性治疗。阴茎勃起装置通过手术植入阴茎海绵体内，手术后可以恢复接近自然的勃起功能，不会影响阴茎感觉、射精和性高潮以及排尿功能。

在这里，我想对广大男性消费者呼吁，正确看待治疗阳痿的药物，不提倡滥用，更不提倡所有人都要去吃，正常人吃了没用，提倡合理用药。希望那些患有阳痿的男性能够主动去正规医院，在正规男科医生的指导下正确服用药物。然而，到正规专科医院诊断和治疗的勃起功能障碍患者仍不多，一些患者由于传统观念的影响较深，还是偏信不正当广告或首选保健品商店，以期得到帮助，但有时既浪费资金又耽误治疗。

部分医生对阳痿以及新药的理解不足、忙于诊断与治疗原发疾病，而对合并或伴发的阳痿重视不够，不能及时发现及时治疗。常见的慢性疾病如糖尿病、高血压以及前列腺疾病患者，不仅遭受疾病的痛苦而且常伴有严重的精神心理障碍，而这种焦虑、紧张不安等精神心理性因素，使大脑中枢分泌抑制勃起的神经传递物质如 5 - 羟色胺等，使交感——肾上腺素能神经兴奋性增高以引起心理性阳痿，如果能在治疗原发病的同时，及时调整患者的心理障碍及服用改善勃起功能的药物，不仅能提高患者的生活质量，而且对前列腺疾病的治疗和康复也多能起到积极的作用。

滥用壮阳药适得其反。目前除了条件较好的正规专科医院或正规医院专科对阳痿作正规治疗外，尚有相当部分的患者常因求治心切而乱投医，或购买壮阳药服用，而疗效不好。

部分人认为所谓壮阳药，就是中医认为具有温补肾阳的一些中药，如人参、鹿茸、海马、肉桂、附子、肉苁蓉、淫羊藿、蛇床子、阳起石、海狗肾以及多种动物鞭等，其实不然，中医的精髓就是整体观念、辨证论治，就是说根据不同原因造成的阳痿，采用不同的有关中药治疗，不分原因的乱用温补肾阳药，不但没有好的疗效，而且还会造成一定的副作用。但应当坚信患者若能合理应用中药，对性功能障碍确有一定的效果。笔者提倡采用中医疗法治疗。

今虽有万爱可出现，但中医治疗阳痿仍有强大的优势。中医治疗阳痿是辨证论治，就是根据具体病情用药，针对导致疾病的原因灵活治疗，对原发疾病有治疗作用，如动脉硬化有改善作用，而万爱可没有对因治疗作用，不能治疗原发疾病。现有的西药多只能治标。

合理用药的同时，关注心理健康。在男性健康问题上，生理健康与心理健康是直接相关的。如果想要保证男性不生病或少生病，首先要克服的是心理障碍。

不少中年父亲，当想到儿女长大成人后会从自己的生活中离开等，就会感到莫名的紧张和压抑。越压抑就越爱想，越想就越压抑。因为难为情，他们从来又没有对人说起过，一段时间以后，这些男性们就会因此得上阳痿。男性的特征之一就是心理比较封闭，他们害怕自己衰老、害怕生活平淡。其实只要及时找个心理医生诉说或自己适当调理一下就不会有问题。

人是生活在压力之中的，没有压力，人们甚至无法生存。比如到了高空，气压太低，对生活不利。人是怎样出生的呢？是在高压下从妈妈肚子里边来到这个世界的。

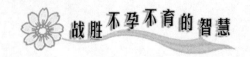

目前人们普遍感到压力越来越大，原因何在？笔者认为：一是变化较快。尤其是近 30 年来，中国社会发生了翻天覆地的变化。社会急剧变化，生活急速前进、技术蓬勃发展、信息流汹涌澎湃，对人的高级神经活动提出的要求日益增多，人们都要加快适应的步伐，如适应不良自然会产生压力；二是竞争激烈。我国正在实现由计划经济向市场经济的转变，市场经济的主要特点是竞争，残酷的优胜劣汰自然会给人们带来压力；三是选择增多。政治越来越民主，社会越来越宽松，自然给了人们更多选择的自由，选择多则冲突多，冲突多则烦恼多，压力大；四是欲望增高。人们低层次的需要满足了，自然会产生更高层次的需要，温饱问题解决了，精神需要便越来越多，欲望本身就是一种无形的压力。

可见，压力未必尽是坏事，压力多是社会进步的另一种表现。

压力促进变化，变化带来压力。要学会应对压力，轻松驾驭工作和生活。

男性的心理问题还有很多种，这些心理问题可能还会同时出现，加上男人大多喜欢抽烟、喝酒，这些因素加在一起，就会导致各种生理疾病特别是心血管疾病的发生。

现代男性在生活上一定要注意合理膳食，适量运动，戒烟限酒，心理平衡。不要片面相信补品。另外还要注意选择适当的心理压力疏导方式。如适度宣泄等。该哭就哭，哭是人的一种宣泄途径，倘若男人不愿选择这种宣泄方式，可以寻求放松，比如看书、听音乐、旅行等等。总之，要去干一些自己喜欢做的，让自己放松的事情，才会让我们每一天都过得快乐，健康。总之，你还应该审视你的生活，淘汰掉不适应的陈规，按合理的节奏和规律去生活，这样你就会拥有更多的轻松。

12. 引起阳痿的原因

（1）精神心理原因：如夫妻关系不睦，对女方有敌意；性交环境不适等。

（2）疾病原因

①解剖方面的异常：如先天性畸形、阴囊水肿、睾丸纤维化等。

②神经系统病变：肌萎缩侧索硬化症、重症肌无力、帕金森病、脊髓肿瘤、多发性性脊髓硬化症等脑、脊髓病变；周围神经炎，亦可不同程度的导致阳痿。

③内分泌系统病变：内分泌疾病繁多，其中垂体损伤、垂体功能减退症、糖尿病、甲状腺功能亢进症、库欣综合征等均是引起阳痿的常见疾病。甲状腺功能减退症、颅咽管瘤、类无睾症、幼稚病、高泌乳素血症、口服雌性激素、女性化间质细胞睾丸肿瘤等。

④泌尿生殖系统病变：男性泌尿生殖器官的疾病与阳痿关系十分密切，如膀胱切除、会阴式前列腺切除、阴茎海绵体硬结症、包茎、前列腺炎、尿道炎、隐睾症、隐睾发育不良。

⑤血液系统疾病：霍奇金病、白血病、恶性贫血（伴其他全身性疾病）、镰刀细胞贫血。

⑥感染：阴囊象皮肿、生殖系统结核、淋病、流行性腮腺炎、阴茎皮肤感染等。

⑦血管病变：动脉炎、脂肪瘤、动脉硬化、腹主动脉分叉血栓阻塞。

⑧其他方面：肝硬化、慢性肾功能衰竭、肥胖症、中毒（铅、除草剂中毒）、风湿热、肺功能不全等。

（3）其他原因

①脑力劳动：据统计，患阳痿者知识分子比例较高，而从事体力劳动者较少，这是因为脑力劳动者较体力劳动者易患心血管病及糖尿病；受教育程度较高的人，一般生活节奏快，竞争激烈，压力较大，容易产生心理障碍。

②烟酒嗜好：长期过度吸烟可导致阴茎微小动脉痉挛，发生供血不足而致阳痿；长期酗酒者导致肝功能损害，影响激素分泌，而且慢性酒精中毒患者的末梢血管和神经也遭受到不同程度的损害。

③长期服药：长期服用某些降压药、镇静剂等也可引起阳痿。

中医认为情志不遂；先天禀赋不足或房事不节；或手淫过频；久病大病失养；误用寒凉药物过久；思虑过度；过食肥甘，或饮酒过度，或感受湿热之邪；或交合不洁，湿热内生；或忍精不泄；或气郁日久；或跌扑外伤，损伤阴部；素来胆虚，多疑善虑，突遭意外，神情恐慌；或初次性交失败而恐于以后性交失败；或性交不和谐，恐怕女方职责；或房事之中卒受惊恐，心悸胆怯，精神不振；素体阳虚寒盛，或起居不慎，感受寒邪；饮食不节致脾失健运等导致肝气郁结、命门火衰、心脾两虚、湿热下注、瘀血阻络、阴虚火旺、惊恐伤肾、寒滞肝脉、肝血亏虚、痰湿阻络造成阳痿。

13. 如何自我判断阳痿

诊断有无阳痿应以阴茎勃起反应的快与慢、持续的时间、阴茎勃起的硬度等几个参数进行判断，其参考标准如下：

（1）无阳痿：性欲要求正常，勃起反应迅速，勃起持续时间可至射精或中断性交后消失，勃起硬度可自由置入阴道，性快感良好，性交频度没有明显改变，手淫勃起反应正常。

（2）轻度阳痿（Ⅰ°）：性欲要求基本正常，勃起反应迅速，勃起持续时间不稳定，有时出现不能持续现象，勃起硬度有时出现不能插入阴道的情况，性快感基本正常，性交频率较以往少，手淫勃起反应基本正常。

（3）中度阳痿（Ⅱ°）：性欲要求减弱，勃起反应减慢，经常出现不能持续地勃起，勃起硬度经常不足以插入阴道，性快感消退，性交频度明显减少，手淫勃起反应勉强。

（4）重度阳痿（Ⅲ°）：性欲要求消失，勃起反应全无，更谈不上阴茎勃起的持续，完全不能插入阴道，无性快感。

此外，应注重了解阳痿的发生是突然的（此种情况多为心理刺激原因导致，属精神性阳痿）还是逐渐加重的（意味着存在脏器损伤疾病等问题），以利于鉴别类型。Ⅰ°、Ⅱ°的阳痿以精神性阳痿为主，也可能是器质性阳痿病变的早期。Ⅲ°者以器质性阳痿多见。疾病导致的阳痿也多有不同程度心里原因的影响。

14. 如何预防阳痿

普及性知识教育，正确对待性的自然生理功能，减轻对性交的焦虑心理，消除不必要的思想顾虑，避免精神性阳痿的发生。避免各类型的性刺激，停止性生活一段时间，以保证性中枢和性器官得以调节和休息，有利于意志的调节和疾病的康复。积极治疗可能引起阳痿的各种疾病，避免服用或停止服用可能引起（或经查证确能引起）阳痿的药物。女方要体贴谅解男方，切不可指责或轻视男方，使患者在谅解、理解的基础上增强信心，以有益于精神调养。情绪要开朗，清心寡欲，注意生活调摄，力求做到合理膳食，适量运动，戒烟限酒，心理平衡，以增强体质，提高抗病能力。当出现阳痿时，应向医生介绍全部疾病及其发展变化的情况，以有助于早期治疗，切忌隐瞒病情。

15. 性病会导致阳痿吗

一些患过性病的人常说自己因此而发生了阳痿。一种情况是能进行性交，但勃起不够坚硬，性交时间比以前缩短和快感不够；另一种情况是不能勃起、勃起不坚或时间过短，以致不能完成性交。那么，患了性病究竟会不会导致阳痿呢？

一般来说，患了性病后，只要经过正规治疗，痊愈后是不会产生阳痿的。可有些人由于以前缺乏性病方面的知识，患了性病，经历了一次身体痛苦和精神紧张的经历，虽经治愈后，但对患病时的痛苦记忆犹新，精神"枷锁"十分沉重，顾虑重重，造成情绪紧张，心理上有自责感和犯罪感，加上来自妻子的责难或社会上的歧视，害怕病菌进入生殖器官内部、没有治愈，又担心与妻子发生性关系会把毒素传给妻子，不愿与妻子过性生活等，以致发生了精神性阳痿，由此而一蹶不振，加重了阳痿。

其实，患了性病后，只要及时到正规的专科医院去接受系统正规的诊疗后，多数性病是完全能治愈的，从生理的角度来分折，是不会影响性功能，不会引起阳痿的。另外，更重要的是要端正认识，纠正不良的性行为，取得妻子的理解和同情，就会去除包袱、心情舒畅坦然，性生活就会自然美满。而少数患者患了性病后讳疾忌医，或乱投医乱用药，或置之不理仍纵欲淫乐，导致感染加重，引起附睾炎、前列腺炎、精囊炎、包皮脓肿、瘘管形成等，严重影响了性功能，这种情况是可造成阳痿的。部分性病到目前为止还没有完全治愈的方法，那么这种顽固性病的后期自然会发生阳痿。

16. 何谓不射精症

正常男性在达到性高潮时会发生射精，精液从尿道外口喷射而出；若阴茎勃起能维持一定时间的性交，却没有性高潮，没有射精动作，也没有精液排出，性交后的尿液检查无精子和果糖，这种异常现象称为"不射精症"。

17. 不射精症如何分类

不射精症按疾病性质可分为功能性和器质性两类。

（1）功能性不射精：约占不射精症的90%。由于大脑皮质、丘脑下部高级中枢功能紊乱，使脊髓射精中枢受到抑制，清醒状态下性刺激达不到射精中枢兴奋所需的程度；在睡眠时皮质下中枢活动增强，性梦可引起射精，表现为在睡眠中可以发生遗精；有时手淫也可能射精；多数在性交进行到一定时间后以阴茎疲软而告终，有的则持续勃起至体力耗尽仍未能射精。东方文化中特有的"精液珍贵论"是造成我国不射精患者较多的重要因素之一。我国及其他东南亚国家的男子往往视精液为"生命精化"、"元气"，有"一滴精、十滴血"之观点，使许多人在潜意识中有抑制射精的倾向。大约有75%的患者是以"不育"，有15%是以"遗精"而求医的，其实遗精正是不射精患者中普遍存在的代偿反应，"精满则自溢"。但患者却企图以进一步减少射精来"藏精"，在性生活中有意无意地控制射精或减少性生活以图长寿，结果是遗精反而加剧。功能性不射精的特点是性交时不射精，但可有梦遗，常见原因有性知识缺乏、精神感情因素、女方因素、家庭环境因素和包皮过长等；此外，同性恋、害怕怀孕、社会心理创伤、新婚紧张等皆可造成不射精。

（2）器质性不射精：所谓器质性不射精就是因人体的脏器有了实质性的损伤造成的不射精。约占不射精症的10%。无论是清醒状态或在睡梦中，任何情况下皆不能射精，多为各种疾病引起，这些因素包括：

①神经性因素：大脑侧叶疾病与手术、胸腰段输出神经受损、创伤或外科手术损伤交感神经、盆腔手术、脊髓损伤、腹膜后淋巴结清扫术等。

②代谢性因素：糖尿病。

③内分泌性疾病：垂体、性腺、甲状腺低下。

④药物因素：治疗高血压、精神性疾病所用的各类药物可损害射精能力，如胍乙啶、吩噻嗪类、利舍平、利眠宁等。

⑤先天性因素罕见，如一侧或双侧输精管精囊缺如，先天性射精管阻塞等。

18. 如何判断患了不射精症

不射精症的诊断并不困难，其诊断要点是无性欲高潮、无射精动作和无精液排出。临床需要注意以下几点：

（1）诊断主要根据病史，要了解性交全过程，尤其是性交方式、阴茎在阴道内抽动频率、幅度等情况；了解性交时性兴奋是否满意。

（2）性活动时有性兴奋、有阴茎勃起、有充足的性交时间，但无性高潮、无射精动作、无精液排出。

（3）往往有下意识的射精动作和性高潮（如梦遗），常伴有遗精或阴茎挺而不收，易与阴茎异常勃起相混淆，其区别在于本症因性兴奋而勃起，而阴茎异常勃起一般不因性刺激引起；本症性交时没有精液射出，而阴茎异常勃起在射精后仍然持续性勃起。

需要特别说明的是，以下2种情况不属于"不射精症"的范畴：一是性生活过频时，射精减慢，甚至延长或不射精，如新婚夫妇一夜多次性交，最后一次出现不射精，这是正常现象。因为精囊有一定的容量，精液有一定的限量，精囊腺和前列腺的分泌需要一定时间；如果性交过

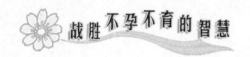

频，不仅排尽储备的精液，而且使射精中枢由过度兴奋转为抑制，导致不射精。二是年龄在50岁以上的人不是每次性交皆能以射精而告终。射精能力降低可以使性交持续时间延长，而且这种射精往往不是射，而是缓缓流出，所以叫"射精无力"。

19. 怎样治疗不射精症

学习性科学知识，对于性知识缺乏，性交方法不当者，如阴茎插入阴道后不知来回的抽动等，通过正确的性交方式，多可射精；其次是电动按摩，在医生指导下，使用电动按摩器刺激，以龟头、系带处为主的性敏感部位，也可沿阴茎干上下移动，诱发射精常可获得较好效果，据研究有50%左右的患者在首次治疗中即可恢复正常，而其余的人通过十余次治疗也能痊愈。开始时需要持续刺激10～15分钟，以后只要5分钟即可达到射精目的。可选用市售的多种型号的保健按摩器。此外，包皮环切术，戒烟酒，改善居室环境等可有助于治疗。还可采用传统的健身疗法，如气功、太极拳等。治疗期间应酌情禁用噻嗪类安定剂与某些降压药。中枢神经系统过分抑制的患者，除应详细了解性知识外，可暂时与妻子分居一段时间，使大脑皮质得到充分的休息和调整，再度相逢时的新鲜感有助于冲破已有的抑制状态。对暂时无法治愈而又急于生育的患者，可通过手淫或收集遗精时的精液注入阴道内或宫腔内，有时随着女方怀孕而逐渐使精神压抑消失，可意外获得治愈。

中医治疗不射精症有极大的优势，可到正规医院找中医男科医生以中医药疗法治疗。对于肾阳虚者可酌情选用复方玄驹胶囊等。

20. 不射精症（"哑炮"）的家庭疗法——"炮"声"响"起来的窍门

不射精症许多是由心理因素引起的，通过性教育，不用一针一药即可使不射精霍然而愈，使"炮"声"响"起来。

一般而言，功能性不射精症，只要采用有效的夫妻交往方式均能治愈。当丈夫出现不射精时，妻子的配合、关心和体谅十分重要，使丈夫精神放松，消除性交时的精神压力。切忌有埋怨的情绪，不要表示出反感，也不要对丈夫提出性交射精的要求，因为反感的心理往往会逐渐演变成夫妻双方的敌意或不信任，而加重病情。一般来说，功能性不射精患者只要在妻子阴道内有过一次射精经历后，就可永久消除这种性功能障碍；几次成功的性交，夫妻双方皆牢固地树立了性交射精成功的信心，就能治愈不射精症。

适当增加性刺激，在性交前妻子可以用手对阴茎酌情进行较强的刺激。具体方法是，在性交前妻子可以主动应用"性感集中训练方法"，以温柔的爱抚来激发丈夫的性兴奋，使丈夫的性冲动到极为强烈的情况下再进行生殖器接触；在性交开始时，男方仰卧，把注意力集中到正在体验的感受上，女方坐在男方身侧或两腿中间，用手的食指和拇指交结成环状，束在阴茎体上，上下来回摩擦以刺激男方阴茎，频率由慢到快，这种刺激方法常可使丈夫达到高度性兴奋，在感觉快要射精时，妻子迅速采取女上位方式，把阴茎纳入阴道进行性交，上下抽动阴道；如果丈夫在短时间内仍不能射精，妻子主动停止性交，仍然用手刺激阴茎，当就要射精时，再采用女上位性交。这样练习 3 ~ 5 遍为 1 次，10 次为 1 个疗程，进行 1 ~ 2 个疗程，一般都能在阴道内射精。性交时夫妻双方要全身心的进入爱河，语言以爱情为主。

若通过进行以上练习方法仍然不能在阴道内射精，可采用以下方法：妻子用手抚弄阴茎，使丈夫在体外射精，让精液射到妻子的外生殖器部位上；当丈夫看到自己的精液与妻子的生殖器接触，常会产生一种无比的欣快之感，能够产生几次射精以后，在阴道内射精就比较容易了。

妻子也可以帮助丈夫使用电动按摩器治疗功能性不射精症。按摩前先排空小便，夫妻互相做爱抚动作，在充分爱抚引起性兴奋的基础上，将普通按摩器放置在耻骨联合上方或会阴部，开启按摩器开关至慢档，以后逐渐增大，直至中小量刺激，每次按摩 10 ~ 15 分钟，当性快感达到一定程度，快要射精时即可停止按摩，立即进行性交，如果性交一段时间仍无射精感，再进行按摩至欲射精时再进行性交，尽可能使精液射在

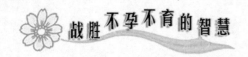
阴道内。通过反复按摩练习，常能正常射精。亦可在充分爱抚后，妻子左手握住阴茎，右手持按摩器，将按摩器头置于阴茎背侧冠状沟，然后着重按摩阴茎系带。若 1 次按摩就能射精，也应连续按摩 3 天；每日 1 次，逐渐建立射精反射。按摩射精成功后再逐渐过渡到性交时正常射精。

有手淫史的患者，往往由于性交时阴道内摩擦刺激没有手淫强烈而不能射精，使用电动按摩器治疗临床效果较好。

对于因性知识缺乏，在性交过程中以双上肢垂直支撑上身者，可改变体位，将上肢肘关节屈曲，呈 90 度支撑上身，并加快抽动的速度，一般也能恢复射精；性交前采用热水袋或热水浴，使阴部受到温热刺激，有助于阴茎勃起，提高性欲，促进射精。

夫妻在性交时，动作要轻柔，防止造成阴茎损伤。

总之，上述方法只能治疗功能性不射精症，而对器质性不射精症无效。

21. 何谓逆行射精

逆行射精是男性在正常的夫妇性生活中或男性在类似的性刺激下，有正常的性高潮和射精感觉，而没有或几乎没有精液从尿道射出体外，而排入不该去的膀胱。

22. 逆行射精的原因

在前列腺内部，存在着一个特殊的 Y 型"三通管"，射精管与尿道汇合后，向上的通道是膀胱，向下的通道则是阴茎尿道口；"三通管"内有两个括约肌，上行的是膀胱颈括约肌，向下的是尿道膜部括约肌，发生射精后，这两个括约肌各负其责，密切配合。多数男性在性生活过程都会有体验，处于极度性兴奋状态时即使故意作出排尿动作，尿液也不会轻易流出，这就是膀胱颈括约肌在交感神经支配下收缩紧闭，而尿道膜部括约肌在副交感神经的支配下舒张，为积蓄的精液大开方便之门，直接射出体外。

造成膀胱颈括约肌收缩功能失调的原因颇多，较常见的原因有膀胱、尿道、精阜的慢性炎症造成的不良刺激，或可使射精阻力加大的先天性尿道狭窄症，或经常采用在射精时挤压阴茎根部阻止射精以求避孕的不良方法，这些都可引起膀胱括约肌功能失调。此外，前列腺、膀胱、直肠手术也有可能造成局部神经功能失调；糖尿病患者或长期服用胍乙啶和利血平等降血压药的患者也有可能导致逆行射精。

23. 逆行射精的的诊断

男性在正常的夫妇性生活中或男性在类似的性刺激下，有正常的性高潮和射精感觉，而没有或几乎没有精液射出，或结婚后妻子长时间没有怀孕，就有可能发生了逆行射精或其他疾病。对此只要在有射精动作后检查一下尿液，若在尿液中发现大量的精子和果糖，就可以确诊为逆行射精。

通过 B 超、CT、放射线等方面的检查，可以进一步明确疾病的性质，检查一下尿常规或做尿培养，还可了解膀胱、尿道等是否有感染，这对于以往曾有过射精者具有重要的意义。通过这些诊断，对了解预后和对疾病采取何种治疗措施具有指导作用。

24. 逆行射精的治疗方法

逆行射精的治疗分为手术治疗和药物治疗两大类。

手术治疗的适应证为过去曾有膀胱颈手术史者，可作膀胱颈 Y－V 成型术，这要在疾病得到确诊之后进行。

药物治疗的主要适应证是有交感神经功能障碍者，可用肾上腺素能药物治疗，也可根据具体情况使用抗胆碱能药物，这些药物均需在正规医院专科医生的指导下服用，以免发生不良反应。

因慢性感染导致的逆行射精，可使用抗生素如氟哌酸、甲硝唑等；服用西药效果不佳时，可辨证选用中药治疗。中医药的优势在于整体治疗和因证施治，对改善症状，缓解病情皆有一定的疗效。

对于糖尿病患者，应积极治疗原发病，病愈后逆行射精就会自然得到改善；对于高血压病患者，则可更换其他药品或其他疗法降低血压，

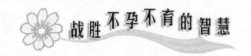

尽可能避免使用有影响的药物；还有慢性膀胱炎、慢性尿道炎、慢性精囊炎者，不宜过食辛辣食物，不宜过多饮酒，并应适当增加饮水量。凡是急于要求生育的夫妇，只要丈夫之精液没有实质的病变，可以采用人功授精。

25. 前列腺炎如何分型

传统上将前列腺炎分为急性、慢性细菌性前列腺炎（仅占 5% ～ 10%），慢性非细菌性前列腺炎（60% ～ 65%），前列腺痛（30%）四个类型。

1995 年美国国立卫生研究院（NIH）对前列腺炎进行了重新分类，将其分为症状性前列腺炎和无症状性前列腺炎，前者分为 Ⅰ、Ⅱ、Ⅲ 型，后者为Ⅳ型。Ⅰ 型为急性细菌性前列腺炎；Ⅱ 型为慢性细菌性前列腺炎；Ⅲ 型为慢性无菌性前列腺炎或称慢性盆腔疼痛综合症，根据尿液、精液、前列腺液中有无白细胞又分为 ⅢA 型（炎症性）和 ⅢB 型（非炎症性）两个亚型；Ⅳ 型为无症状性前列腺炎，多因不育或穿刺活检发现，因无症状故无需治疗。临床上 Ⅰ、Ⅱ 型约占 5% ～ 10%，Ⅲ 型占 90% ～ 95%。这种新的分型比传统分型更加清晰，更有利于区分不同的患者，分别给予更合理的治疗方案。

26. 前列腺炎有什么表现

前列腺炎的临床表现：不是单一的，多表现为一组临床症候群，所以亦称为前列腺炎综合征，不同类型的前列腺炎往往表现各异。急性前列腺炎的主要表现为：①全身表现：如突然发热、寒战、全身酸痛无力。②前列腺局部表现：如腰骶部及会阴部疼痛，尿频、尿急、尿痛、排尿困难，偶有急性尿潴留。慢性前列腺炎的临床表现：往往因人而异，常见表现有以下四类：①前列腺周围区域的疼痛：发生部位依次为会阴部（44%）、阴茎（23%）、阴囊（21%）、下腹部的耻骨后（12%），疼痛的程度与持续时间可和前列腺的炎症不相一致，常表现为时轻时重，时好时坏，反复发作。②排尿异常：尿频、尿急、尿痛、尿不净感、排尿困难。③性功能异常：早泄、遗精、性欲减退或阳痿。④神经衰弱：失眠、多梦、头昏、乏力，重者精神抑郁、固执多疑等。

27. 诊断前列腺炎应做什么检查

对怀疑有前列腺炎者，可酌情进行前列腺 B 超检查、前列腺指诊与化验检查，检查结果是确定诊断及分型、判断病变程度，选择治疗方案的重要依据。

Ⅰ型（即急性细菌性前列腺炎）：根据全身和前列腺局部表现，以及直肠指诊发现前列腺发热、肿胀、触痛明显，部分或整个腺体变硬，即可确诊。此时不应用力按压前列腺，也不宜进行前列腺液检查。B 超检查常发现前列腺明显增大，包膜不光滑，内部回声降低，呈低回声不均匀的点状回波。尿液常规化验及细菌培养证实存在尿路感染亦有助于诊断。

Ⅱ型（即慢性细菌性前列腺炎）和Ⅲ型（即慢性无菌性前列腺炎或称慢性盆腔疼痛综合征）：均为慢性前列腺炎，两者表现可以完全一样，前列腺指诊及 B 超亦难以区分，主要依靠化验检查进行诊断。前列腺指诊可发现前列腺存在不同程度的增大和充血，质地可以软或硬韧，触痛轻微或明显。前列腺 B 超检查显示炎症较轻者，前列腺的形态、大小、内部回声可以接近正常；炎症较重者前列腺可以稍大或缩小，包膜边缘欠光滑，腺体内部回声不均匀，有时伴有钙化点。

前列腺液化验检查，白细胞 > 10 个/HP 为有炎症。目前多采用两杯法：即留取前列腺按摩前的中段尿液和按摩后尿液，进行尿常规化验及尿细菌培养。培养出致病菌者则为Ⅱ型，不能培养出致病菌者则为Ⅲ型；在Ⅲ型中尿常规有白细胞为ⅢA 型（即炎症性），尿常规没有白细胞为ⅢB 型（即非炎症性）。

28. 前列腺的"邻居"是什么

位于前列腺两侧外上方的"邻居"是精囊腺，精囊的排泄管与输精管末端的膨大部分逐渐变细形成一条射精管，穿过前列腺后才能进入尿道。前列腺的前方与耻骨连接，后面与直肠贴近，故可以用手指从肛门

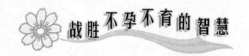

插入，隔着直肠前壁来检查前列腺。

29. 前列腺炎的治疗原则

如果前列腺炎诊断明确，分型清楚，就应当按照临床类型分别给予不同的治疗。治疗原则如下：

Ⅰ型（即急性细菌性前列腺炎）：应采用敏感抗生素，辅以全身支持疗法与对症疗法、中医辨证论治。

Ⅱ型（即慢性细菌性前列腺炎）：应采用中医辨证论治或长疗程口服抗生素疗法。症状轻微者用药 6 周，症状明显者用药 12 周，复发的、难治的患者应除外下尿路梗阻，并配合前列腺按摩、局部热疗等。

Ⅲ型（即慢性无菌性前列腺炎或称慢性盆腔疼痛综合征）：此型病因尚不清楚，但已肯定并非细菌感染所致，很可能与前列腺内尿液反流（IPUR）、盆底肌肉痉挛、神经性炎症、免疫性异常等因素有关。治疗可以采用中医辨证论治、序贯或联合应用 α–肾上腺素能受体阻滞剂、肌肉松弛剂、消炎止痛剂、镇静安定剂、植物药疗法以及前列腺按摩、局部热疗等。由于ⅢA 型（慢性炎症性盆腔疼痛综合征）仍有可能存在难以培养出的致病微生物的可能性，所以应在上述治疗的同时至少给予一个疗程的广谱抗生素治疗。

无论何种类型的前列腺炎均可酌情采用中药治疗，且有较好的临床疗效。

总之，不管何类型的前列腺炎均应到正规医院找专科医生治疗。

30. 前列腺炎的治疗方案

急性前列腺炎患者应该卧床休息，中医辨证论治或静脉补液，给予抗生素、退烧、止痛药；如出现急性尿潴留应进行导尿或耻骨上膀胱穿刺针抽吸或穿刺造瘘，尽量不留置尿管；同时应适当增加饮水，加强营养，禁止饮酒和辛辣食品，保持大便通畅；注意不要进行前列腺按摩，以免炎症扩散。

慢性前列腺炎患者，除采用中医辨证论治、西药治疗外，要劳逸结合，生活规律，禁酒和辛辣食品，保持大便通畅，保持规律的性生活（单身者可定期手淫排精，使前列腺腺体排泄通畅），同时应酌情多参加文艺、体育、社交活动，尽量放松自己，彻底解除思想压力。

31. 为何前列腺炎多用抗生素治疗

尽管细菌培养阳性的前列腺炎仅占患者总数的 5% ~ 10%，但临床上30% ~ 40% 的前列腺炎患者经抗生素疗后不适表现明显好转，60% 的慢性前列腺炎患者初次治疗时对纯抗生素治疗反应良好。对此的解释是许多因素（如取材、配养方法、检测技术等）可能干扰了细菌培养结果的准确性，造成假阴性培养结果；也可因为一些用常规培养技术难以发现的病原微生物（如 L 型细菌、厌氧菌、淋球菌、衣原体、支原体等）致病。所以，临床医生接诊前列腺炎患者时通常会酌情适当采用抗生素治疗。

32. 怎样在前列腺炎治疗中合理使用抗生素

（1）根据尿培养或前列腺液培养及药敏试验的结果，选用对致病菌最敏感、最经济的抗生素。

（2）无培养结果或培养为阴性结果时，可根据经验选择用药。鉴于前列腺炎通常为单一细菌感染，很少出现两种以上细菌的混合感染。且在致病菌中，革兰阴性菌达 90% ~ 95%，革兰阳性菌仅占 5% ~ 10%。抗生素可依次选用三代喹诺酮类、磺胺类、头孢菌素类、大环内酯类、四环素类、利福霉素类、氨基糖苷类药物。

（3）对急性前列腺炎、慢性前列腺炎急性发作或伴有发热的慢性前列腺炎患者皆应立即给予大剂量三代喹诺酮类或头孢类抗生素，最好采用静脉给药。并及时做尿细菌培养及药敏试验，以便根据结果及时调整用药。通常急性细菌感染对大剂量抗生素迅速产生反应，明显好转后可尽早改用口服抗生素。为防止急性炎症转为慢性炎症，一般应连续应用抗生素 4 周。

（4）治疗慢性前列腺炎最好选用脂溶性高、前列腺组织内渗透浓度高、与血清蛋白结合少、弱碱性的口服广谱抗生素。通常将新三代喹诺

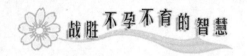

酮类药物，如环丙沙星、氧氟沙星、左氧氟沙星、诺氟沙星等作为一线药物。其次可选用磺胺类药物，如复方磺胺甲恶唑、磺胺增效剂等。对于慢性炎症性盆腔疼痛综合征（ⅢA型）患者，上述药物疗效不佳时可换用新一代大环内酯类抗生素，如克拉霉素、罗红霉素等，辅以碳酸氢钠碱化尿液，增加其抗菌作用，以便杀灭可能致病的衣原体、支原体。亦可选用喹诺酮类、大环内酯类、利福霉素类、氨基糖苷类药物治疗L型细菌感染或加用甲硝唑等治疗厌氧菌感染。

通常经验用药以2周为一疗程，如无效则应调整用药或重新考虑诊断；有效则继续用药2~4周。为防止感染复发，抗生素治疗应连续4~6周，不宜过早停药或间断用药；但是用药不宜超过8周，以免细菌产生耐药性或导致菌群失调与双重感染。复发性前列腺炎仍应进行抗生素治疗，可酌情选用二线药物。

采用各种抗生素均应在医生指导下应用。

33. 为何前列腺疾病患者应注意心理调节

不少男性在得了前列腺疾病之后，由于没有及时进行正确的治疗，社会上对前列腺炎也有种种不当说法，造成前列腺疾病患者种种心理障碍，有的患者甚至不敢结婚。其实前列腺炎等并不可怕，因为其中表现轻的人所占的比例不少。对于前列腺疾病需要系统的治疗，包括生理和心理的彻底治疗。

前列腺疾病包括前列腺炎、前列腺肿瘤等疾病。前列腺疾病的发病率较高，约有50%以上的男人都被前列腺疾病困扰过。

其中，尤其前列腺炎主要在中青年男性中多见，随着前列腺炎发病率的逐渐增加，前列腺疾病也有年轻化的趋势。目前，前列腺炎的发病率在20~50岁男性中占有30%左右，泌尿外科男科门诊病人中几乎30%或更多的患者是前列腺炎。

前列腺炎的特点是病情复杂，缠绵难愈，容易复发，除了疾病本身的不适表现外，还对患者的心理造成明显的负面影响。在患病人群中，以内向性格居多，多愁善感，办事认真，对本病所出现的任何表现都极为重视。对表现描述也极为细致，因而对本病的恐惧心理也异常强烈，从而造成严重的心理障碍，无端地加重病情，造成恶性循环。因此，对于前列腺疾病的治疗，应当采取药物治疗、物理疗法和心理治疗相结合的综合治疗方法。

该病的主要发病原因是病原体感染、患者本身的机体免疫因素和神经内分泌因素以及精神心理因素等。发病原因复杂以及前列腺包膜较厚，局部难以达到有效药物浓度等特点造成该病病程长，迁延难愈。对该病也应当采取规范诊疗，应当按照 NIH 或其他方法进行分类，科学的分类不但有利于疾病的研究，也有助于疾病的诊断治疗和预防。

34. 前列腺液检查有什么意义

前列腺分泌的前列腺液是精液的重要组成部分，不难设想如果让娇嫩的精子生活在充满细菌、病毒的环境中，极易发生成活率减少和活力降低。何况前列腺还分泌使精液恢复液化状态的液化因子。一旦前列腺受到损害，它的分泌功能也随之下降，导致精液不能液化，精子因此也不能自由游动，同时前列腺炎的精浆所含酸性物质会增加。以上这些因素皆会减低男性的生育力。

在显微镜高倍镜下，正常前列腺液中，可见到大量卵磷脂小体，前列腺发炎时则减少。正常时，前列腺液中红细胞极少，往往在炎症时才出现。白细胞散在高倍视野下不超过 5 个即 1000 个/mm^3，若超过 15 个/高倍镜，则应考虑为炎症所致。

35. 新郎为什么易患前列腺炎

"洞房花烛"本是人生一大喜事，可有些人偏偏在新婚不久患上前列腺炎，给本来欢愉的心情徒增一丝烦恼。这时期的前列腺炎又可称为"蜜月前列腺炎"，主要与新婚男子在这一时期的性生活过频有关。

首先，新婚的兴奋和新鲜感，往往会造成蜜月里性生活的不节制，过度房事会使前列腺反复、持续地充血，是导致炎症发生的一个主要原因。据报道，短时间内持续多次性交者患前列腺炎的概率可达到 89.7%；

此外，使用忍精不泄、中断性交的方法进行避孕，也能使前列腺充血而发生炎症。

其次，新婚之喜，亲友恭贺，少不了要以酒助兴。乙醇可使其迅速充血，终可导致炎症的发生。更有过食辛辣厚味，盲目地服用所谓"壮阳"药物者，亦可使前列腺充血、水肿，招来疾患。

再者，紧张忙碌地操办婚事、疲劳的长途旅行、饥饱失调、冷暖无常，使得身体抵抗力下降，易受细菌侵扰，感染前列腺而发病。

也有的不注意性生活卫生，出现尿道炎症，逆行感染以致患前列腺炎的。

还有些男性在婚前已患有慢性前列腺炎，由于上述原因而加重，甚或导致急性前列腺炎。所以忠告诸位新郎，在新婚蜜月的欢乐幸福之余，千万莫忘预防前列腺炎，以免疾病缠身，增添烦恼。

36. 慢性前列腺炎如何康复保健

慢性前列腺炎可继发于急性前列腺炎、膀胱炎或肾盂肾炎等，也可因一些非感染性因素造成，如性交过频、手淫过频、性交中断、饮酒过多、习惯性便秘、过度疲劳等，使前列腺慢性充血和水肿而导致慢性炎症。慢性前列腺炎患者应尽量适当减少性交次数，使前列腺得以充分休息，减少充血，促进炎症的早日痊愈，若不注意节欲，形成恶性循环，不仅前列腺炎不易治愈，而且还会使性功能障碍的症状更加严重。故应纠正过度的性欲思虑，禁忌性交中断或过度手淫，不宜长时间骑车或久坐，应适当多饮水，保持大便通畅。每日坚持热水坐浴1次，多做提肛动作，有助于前列腺的活动。但热水浴影响生精功能，欲生育者不要采用热水浴。平时应参加适当的体育锻炼，增强体质，预防感冒，则有助于慢性前列腺炎的痊愈。

从生理学观点看，坐位可使血液循环变慢，尤其是会阴部的血液循环变慢会直接导致会阴及前列腺部慢性瘀血。但较短时间的坐位不会对身体有任何影响；如果因工作及某些原因，长期的较长时间的久坐，则会对前列腺有一定影响。这是因为会阴前列腺的充血，可使局部的代谢产物堆积，前列腺腺管阻塞，腺液排泄不畅，导致慢性前列腺炎的发生。有学者通过调查发现，慢性前列腺炎患者中，汽车司机占较大比例，并且不易治愈，就可说明这个问题。故从事司机这方面工作的人，要意识到这一点，在工作中尽力不要长时间的久坐不动；不要憋尿。在工作之余适当休息，并及时变换体位，可改善前列腺局部充血，减少或避免慢性前列腺炎的发生。

37. 慢性前列腺炎能导致不育吗

慢性前列腺炎是否会影响生育，目前尚无明确的认识。有些患者的前列腺炎表现很重，但仍然可以生育；而从理论上讲，当前列腺有炎症发生时，对精液的量、质及精液的成分都会造成影响，从而可能引起不育。所以这个问题应该辨证地看待。

首先，当前列腺发生炎症时，前列腺液分泌量减少，从而使精液量减少，干扰了精子的生存和活动；同时使前列腺液中的酶的活性下降，精液黏度增加，液化时间延长。另外，炎症存在也可使精液的 pH 值降低，并使机体产生抗精子抗体，使精子死亡。前列腺液中因炎症存在而含有大量的细菌和细菌毒素，可消耗精浆的营养成分，从而影响精子的存活。

由此可见，患慢性前列腺炎确实可能对生育产生影响，但从临床病例看，大多数的慢性前列腺炎的患者生育能力是正常的，少数患者虽然同时合并不育，但应认识到，引起不育的原因很多，若过分强调慢性前列腺炎，往往会忽略其他原因，从而延误治疗的最佳时机，也可能不必要地加重了患者对本病的恐惧感。

38. 何谓精囊炎

由于其解剖位置与生理结构的特点，精囊比较容易产生感染性疾病，且常与前列腺炎或后尿道炎同时存在。

（1）急性精囊炎：细菌感染的途径有：①由尿道上行感染；②淋巴感染；③血行感染。常见的病原菌多为葡萄球菌、链球菌、大肠杆菌和

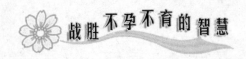

类白喉杆菌。

主要表现为血精。急性炎症时常见的表现有下腹部疼痛，并引及会阴和两侧腹股沟。亦可有发冷、发热、寒战等全身表现。因精囊炎常与前列腺炎、后尿道炎同时存在，所以可有尿频、尿急、血尿、排尿疼痛、排尿困难与尿道内有血性分泌。诊断并不困难，在上述的临床表现和体格检查外，可作 B 超检查、x 线精囊造影等检查。

（2）慢性精囊炎：急性精囊炎后分泌物引流不畅，炎症不易彻底控制而常转为慢性炎症。

主要表现：与慢性前列腺炎相似，有排尿不适、灼热感、尿频、尿急、会阴不适，耻骨上区隐痛等，并且有血精的特征。诊断可作前列腺液和精液检查，其中有红白细胞增多和脓细胞。亦可作 B 超和 X 线精囊造影，显示精囊增大和慢性炎症征象。

39. 精囊炎的治疗

急性精囊炎可用抗生素药如青霉素、链霉素、红霉素、氯霉素等；若有全身不适表现，以静脉给药效果较好。另外可给予局部理疗、坐浴等辅助治疗。酌情采用中医辨证论治常可取得较好疗效。

慢性精囊炎可采取综合措施，包括抗菌药物的服用与局部离子透入、定期前列腺精囊按摩、每晚热水坐浴、中医辨证论治。

均应在医生指导下合理用药。

三、男性不育症的原因是什么

1. 中医认为引起男性疾病的原因

中医学认为，疾病的发生是致病因素作用于人体后使正常的生理活动遭到破坏，导致脏腑经络、阴阳气血功能失调所造成。引起男科疾病的原因亦是如此。但由于男科疾病和男性生殖相关，从而决定了导致男科疾病原因的特殊性。

（1）外界原因

①外感六淫：风、寒、署、湿、燥、火是自然界中的六种自然现象，其正常情况下不引起人类疾病，称之为六气。如风、寒、署、湿、燥、火发生异常的变化，就会导致人类发生疾病，就称之为六淫。外感六淫中，湿是引起男科疾病最常见的病因，其次为热、寒、风。

湿，又称湿邪，为长夏主气。外湿指自然界多雨或潮湿的气候环境，多发生在夏秋之交，属六气之一。这种气候或环境状态会使正气虚弱或体质湿盛的人发生疾病。湿为阴邪，其性重浊黏滞，易阻遏气机；湿性趋下，易袭阴位。所以《灵枢·百病始生》指出："清湿袭虚，则病起于下。"《素问·太阴阳明篇》谓："伤于湿者，下先受之。"

湿为有形之邪，常兼夹为患，如兼热为湿热，兼寒为寒湿等。

湿热为病，男科最为常见，多有肿胀、渗出及人体各种分泌物秽浊不清，如滴白、小便浑浊等表现。多见于阴部疾病，如龟头炎、阴茎海绵体炎、睾丸炎、附睾炎及急性与慢性前列腺炎等。湿热阻滞气机，耗气伤阴，常可导致阳痿；湿热郁久，能使气血壅滞，酿生脓毒，而见化脓性疾病，如睾丸脓肿、阴囊脓肿等，并且易形成瘘管，而见病久难愈、正虚邪恋之证。湿热导致的男科病在南方多见，尤以沿海为最。

寒湿相合，易阻滞气机，损伤阳气，致性欲淡漠、阳痿、睾丸疼痛等病症。寒湿初侵，病轻易愈；久之，常因阳气损耗，正气虚衰，病重难愈。

热为阳邪，其性炎上，最易迫津外泄，消灼津液。热为温之渐，火为热之极，伤于人，可见高热、恶热、烦渴、汗出、脉洪数等症，还能导致痈肿疮疡。火热为病，或迫血妄行，损伤经络，而见血证，如血精症等；或阳气怫郁，壅遏气血，变生脓肿。如《灵枢·痈疽》言："大热不止，热盛则肉腐，肉腐则为脓。"临床可见于前列腺脓肿、阴囊坏疽等。热邪耗伤阴液，日久难复，常可造成组织不可逆性损害，如睾丸炎引起的睾丸萎缩等。火热之疾，其症较剧，常可表现为典型的红、肿、热、痛等临床症候。

寒为阴邪，为冬季主气，其性收引、凝滞。寒邪为病，易直中经络，损伤阳气，影响气血津液正常运行。寒邪直中肾经，损伤肾阳，不能蒸腾气化，则水湿不运，可导致外阴局部病变，如阴茎包皮水肿等。如清·赵濂《医门补要》曰："欲后下床小便，寒邪乘虚侵入肾经，玉茎肿亮不痛。"寒邪直中肝经，寒凝血脉，气血运行受阻，可见少腹拘急、睾丸冷痛、阴囊潮湿、舌润苔白、脉弦迟等寒凝肝脉之证，甚则阴茎内缩。如《素问·举痛论》谓："寒气客于厥阴之脉，厥阴之脉者，络阴器系于肝，寒气客于脉中，则血泣脉急，故胁肋与少府相引痛矣。"

风为阳邪，虽为春季主气，但四季皆有，故外风致病无季节性。寒、湿、燥、热（火）等邪多依风而侵犯人体，所以风被称为"百病之长"。

②邪毒内侵：肝经绕阴器，肾开窍于二阴。如男子交媾不洁，邪毒可乘肝肾之虚而入于里。如梅毒的病因为感受霉疮毒气。

不洁性交可导致湿热毒邪、虫毒等感染，如尖锐湿疣、生殖器疱疹等。

③药物伤害：药物有补偏救弊、调和阴阳的作用，但若运用不当，反可致阴阳平衡失调，使体质衰退，或影响性功能，或影响睾丸生精功能，导致男科疾病的发生。如滥用补肾壮阳药治疗阳痿，不但不能改善性功能，且多带来严重后果。若误服剧烈泻药，或长期过用苦寒，皆可导致脾胃衰败，气阴两虚，体质亏损，出现性欲低下、阳痿等。

（2）人体内部的原因

①禀赋不足：由于父母体弱多病，或近亲婚配，或老而得子等，皆可导致胎儿禀赋不充，出现生殖功能及睾丸、阴茎等发育不全。

②七情内伤：七情即喜、怒、忧、思、悲、恐、惊七种情志变化，是人体对客观事物不同反应而引发的精神活动状态。人的情志活动与内脏有密切关系。正常的情志变化不能使人致病，但突然剧烈或持久的情志刺激，超过了正常生理活动范围，可致气机逆乱，脏腑气血阴阳失调，而导致疾病，称为"内伤七情"。

③房事过度：房事过度，是指性生活不节，损伤肾精而言。肾精不

宜过度耗泄，若房事过频则肾精耗伤，且纵欲日久，五脏俱亏，脏腑功能衰退，尤宜被病邪侵袭。从而导致多种男科病的发生。

④劳逸适度：劳，亦称劳倦，包括神劳、形劳等方面；逸，指过度安逸。正常的脑力、体力劳动和体育运动，有助于气血流通，可增强体质，加强机体的抵抗力。适当的休息，可以消除疲劳，恢复脑力及体力。若过度劳神、劳形，或过于安逸，皆可导致男科疾病的发生。

⑤饮食所伤：人之生长发育，以及正常生理功能的维持，全赖饮食之营养以维护。但饮食适宜可致病。反过嗜烟酒与辛燥食品，或过食寒凉生冷，或饥饱失常，或暴食暴饮，或食物不洁，皆可引起男科疾病。

⑥自然衰退与其他：中医学把人的生、长、壮、老自然衰退的原因归于"肾虚"的结果。虽人的随龄老化是不可违抗的自然规律，但亦有因禀赋强壮与善养生者，能却老而全形。

男子 16 岁左右，精气遗泄，属于正常生理现象。若过度手淫，或手淫后有焦虑、内疚自责等病态心理，皆会影响性功能等。

此外，禁欲或久旷之人，性交次数过少，也会导致男科疾病。

（3）外伤

男性外生殖器损伤，包括开放性损伤（切割伤、刺伤、横断伤等）和闭合性损伤（踢伤、骑跨伤、挤压伤等）。

2. 西医认为引起男性疾病的原因

西医学认为，男性疾病病因复杂。除一般病因外，尚包括精神性病因、器质性病因和环境、饮食等其他因素。男性疾病致病因素常相互影响，共同作用于人体导致男性疾病。

（1）一般原因

①创伤：男性生殖器外伤，以睾丸损伤破裂为多见。因外力作用于局部，如砸塌伤、压迫伤、骑跨伤等，阴囊会阴部出现巨大血肿，睾丸肿大，疼痛剧烈，迨血肿吸收后，渐见睾丸萎缩，功能丧失；尿道断裂亦为多见，由于创伤、出血、炎症，形成尿道狭窄，影响正常排尿、排精，或使感染扩散；阴茎折断较为少见，由于阴茎白膜断裂，海绵体大

血肿形成，晚期海绵体广泛纤维化，影响阴茎充血胀大，可造成阳痿。

②感染：感染的发生除致病菌繁殖、毒素作用外，常与创伤、梗阻、畸形等有关。上下尿路之间、生殖与泌尿系之间感染常相互传递，播散扩展。感染破坏正常组织，导致纤维组织增生，疤痕狭窄，生理功能减退，每易招致复发。按致病菌种不同，感染常可分为非特异性和特异性二类。

非特异性感染：以慢性感染多见，发病率较高。常见致病菌为葡萄球菌、链球菌、大肠杆菌、变形杆菌等，通过血液、尿道和生殖管道进入有关器官，酿成前列腺炎、精囊炎、附睾炎、精索炎等。阴囊感染常因皮炎、阴癣抓伤后细菌侵入，或睾丸、附睾炎症向外扩散所致。感染之初多侵犯一个器官，急性期充血、水肿，粒细胞浸润，有大量渗出物，内含细菌及坏死组织，体积增大，多有触痛；慢性期体积缩小，组织变硬，多呈实质性病变。如浆细胞、淋巴细胞浸润，纤维组织增生，腺泡分泌引流分泌不畅，则易复发，或扩散至邻近器官，或导致性功能障碍。

特异性感染：常见如结核杆菌、丝虫、阿米巴原虫、病毒、淋病双球菌、梅毒苍白螺旋体、艾滋病毒等，其传播方法、感染途径、侵犯器官及病理变化各有特征。如生殖道结核常为血源性感染，或继发于泌尿系结核，常侵犯附睾尾部，累及输精管、前列腺和精囊，致精道阻塞、精液稀薄而不育；成人流行性腮腺炎常并发睾丸炎；淋球菌、艾滋病病毒主要通过性行为传播等。

（2）精神性原因

精神因素在男科疾病病因中占有重要地位。勃起功能障碍的发生机制与精神心理因素密切相关。心理因素可以是一些勃起功能障碍的唯一病因，这种情况尤其多见于年轻男性患者。然而，大多数病人的精神心理问题往往是性功能障碍的结果。一些常见的精神病理因素，如精神分裂症、抑郁症、焦虑、宗教禁忌、性恐怖或性倒错、性创伤史、过度强迫性格等，皆与勃起功能障碍有关，另外，早泄（俗称"快枪手"）、不射精症、性欲亢进、男性不育等皆可能由精神因素引起或加重。

属于精神异常者，抑郁型者性功能和性欲皆减退；狂躁型者可出现性妄想，性欲有增强的倾向。夫妻关系冷淡、不信任或处于仇恨状态者，很难有正常性生活。

（3）器质性原因

①内分泌系统失调：下丘脑、垂体或生殖腺有病变时，则会出现一系列器质性障碍，通称为"丘脑下部－垂体综合征"。如全垂体功能低下，致西蒙病性阳痿；垂体嗜碱性细胞瘤，促肾上腺皮质激素分泌过多的库欣综合征可见性器官发育不良，无生殖能力；肥胖性生殖器发育不良综合征（FriJhlich 综合征）、成人垂体瘤的肢端肥大征、垂体侏儒者，性生殖功能尽皆丧失。丘脑下部后位错构瘤会出现性早熟，性器官及第二特征发育提前。内分泌失调还会导致睾丸发育不全、睾酮低下。另外，甲状腺功能亢进和减退、肾上腺皮质或髓部的肿瘤及增生、糖尿病等内分泌系统疾病均可造成男子性功能障碍。

②免疫系统异常：目前已认识到精子表面有多种抗原物质，在正常情况下，于青春期才表现出抗原作用，因而不会让精子暴露于免疫系统。由于种种因素导致血睾屏障的破坏，使精子暴露于免疫系统，从而产生抗精子抗体，造成免疫性不育症。

③神经系统病变：属于神经系统传导异常者，多见于中枢或周围神经系统、自主神经系统，如脑病变、脑肿瘤会导致大脑皮质高级中枢功能紊乱，造成性及生殖功能障碍；脊髓损伤截瘫，会引起阴茎勃起障碍和射精障碍；糖尿病患者，由于代谢障碍及微血管病变，自主神经受累，也可以出现阳痿、早泄（俗称"快枪手"）、性欲减退与排尿障碍等。

④男科疾病之间相互影响：男科疾病之间常互相影响。性功能障碍和射精障碍，如早泄（俗称"快枪手"）、阳痿、不射精症、逆行射精症等，使成熟的精子无法通过阴道进入子宫，造成不育；前列腺炎、附睾炎、精囊炎或附睾输精管结核等皆可导致输精管道梗阻，造成不育。

⑤医源性原因：①药物因素：抗癌化疗药、利尿剂、雄激素、雌激素、阿司匹林类药物、甲氰咪胍、胃复安、灭滴灵等均可导致睾丸损害，

· 157 ·

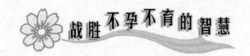

或发生不可逆的少精症、无精症而导致不育。抗高血压药、大麻、海洛因和雌激素等，均可使男子性欲减退或消失，引起男性乳房增生、阳痿、延迟射精或不射精等。长期服用雄激素，可诱发前列腺癌。精神病患者服用中枢抑制剂，往往加重性功能障碍。②手术因素：外科手术通常损伤勃起所必需的神经及动脉而引起阳痿，特别是许多传统的损伤、较大的手术尤其如此。

⑥生殖泌尿道畸形：男性生殖泌尿系畸形分先天与后天两种，前者远远多于后者。先天性畸形系胎儿在母体发育过程中感染病毒、接触放射线或药物毒副作用等，或遗传缺陷所致，导致某些生殖器官不发育、发育障碍或发育不全。常见如阴茎过大或过小，因体积变化而不适交媾；针孔或包茎或尿道外口特别狭窄，或先天性输精管阙如等，使精液难以排出而影响生殖；严重阴茎型尿道下裂，阴茎勃起时弯曲、疼痛而出现阳痿；双侧隐睾，因腹腔内温度高而使睾丸萎缩，不能产生精子，且易恶变成癌；真假两性畸形，有生殖腺和生殖器外形结构等多种变化，不但不能生育，而且难于性交等。

后天畸形为获得性，多因炎症、创伤、肿瘤等所引起，如阴茎癌患者阴茎切除，影响性交和排尿等。

（4）其他原因

①环境原因：大气污染已造成人类精子的密度和质量明显下降。而不良环境中各种有害物质对睾丸造成的损害，常可导致不育。其共同特征为：破坏睾丸的正常组织结构，导致睾丸组织变性、萎缩，甚至坏死，影响生精过程。如长期接触镉、铅等重金属或农药等有毒物质，均可干扰生精过程，或导致生精小管上皮变性、坏死等。

②饮食原因：酗酒、食用棉籽油均可引起精子畸形、少精症、弱精症等，而导致不育。

3. 为何环境污染成为"杀精黑手"

环境污染是精子质量显著下降的罪魁祸首之一。随着工业现代化的快速发展，环境污染越来越严重，已成为全球关注的大问题。自然长期在环境污染工作的男性的精子质量肯定要比普通人差一点，因为天天要吸入一定的废气，目前在马路上的污染还是很厉害的。过去几十年以来，环境污染化学物质包括燃烧物烟尘和汽车排放的尾气、食物中加入的添加剂和农药残留物、化学消毒剂、物理电磁辐射等环境污染因素的种类和数量都在显著增加，环境因素对人类生殖健康的危害越来越引起生殖工作者的注意。过去，医学界的研究多集中在环境污染的急性毒性作用、致瘤性和致畸形方面，近年来人们开始注意到环境污染对生殖毒性和遗传毒性的研究，并且生殖毒性的研究热点已经开始重视生殖健康，尤其是男性生殖健康。

长时间处于高温下时，会对男性的生精功能造成一定程度的损害。研究已经证实温度会对精子质量有影响。在正常情况下，男人的睾丸温度比体温要低，有时外界温度太高了，阴囊就需要靠排汗来降低温度，这样的环境才能保证精子的质量。正常情况下，34℃～35℃的恒温环境最适宜精子的正常发育。而长期处于高温工作环境以及一些不良的生活习惯，例如喜欢桑拿或者泡热水澡，都可以使睾丸处于相对的高温环境，从而影响精子的生成和发育。一般说来，睾丸需要比体温低一些的温度才能产生精子，高温对精子的生成是不利的。喜欢洗桑拿浴的人，由于室温高达70℃～80℃，极易破坏精子的生长环境，或造成"死精"过多而致不育。因此，年轻男性应慎洗桑拿浴，平日洗澡时也不适宜长期暴露在过高的水温中，切莫人为破坏精子的正常生长环境。当然，在热水中到底该待多长时间目前医学上也没有明确规定。因此，偶然洗一次桑拿应该没有关系，但是若经常性地去洗桑拿肯定会对生育有影响。所以一定要注意水温不要太高，时间不要太长。

另外，一些不良的生活习惯，或许会使"杀精黑手"乘虚侵袭健康男性，如经常穿紧身牛仔裤。据临床观察表明，正常情况下，男性睾丸温度会随着体温而变化，一般要比体温低2℃左右。由于紧身牛仔裤材质较厚，穿在身上透气散热性较差，易使睾丸温度接近于人体的体温，破坏精子生存的空间。另外，牛仔裤较为紧缩，穿着时会压迫男性生殖器

·159·

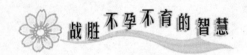

官，影响睾丸正常发育。

人们一定要为自己争取创造一个相对较好的环境，爱护环境，生态是借贷而不是继承。要保持有规律性的运动。特别要提醒的是经常在办公室里坐着的男性，不但容易造成神经压迫，而且局部温度升高，血液循环也不好，工作一小时要注意起来走走，或原地站站。最好的运动是步行。运动要比坐着好。

4. 哪些不良生活习惯可导致男性不育

目前男性的生活方式和以前有很大的不同，其中有许多不良的生活习惯会影响男子生育能力，其主要影响男性生育的不良生活方式如下。

（1）穿紧身牛仔裤：穿紧身的牛仔裤不但会压迫男性生殖器官，影响睾丸的正常发育，而且由于不透气、散热不佳而不利于精子的生长、存活。因为睾丸的温度要比人体的温度低2℃左右才能生精。

（2）长时间骑车：目前有很多男性非常爱好骑车，尤其是长期骑赛车。由于赛车车把的高度低于车座，重心前倾，腰弯曲度增加，会阴部的睾丸、前列腺紧贴在坐垫上，受到长时间挤压后会发生缺血、水肿、发炎，影响精子的生成以及前列腺液和精液的正常分泌而导致不育。故男性不宜长时间骑赛车，每天不应超过1小时。

（3）过频的热水浴：睾丸产生精子需要比正常体温37℃低1℃~1.5℃的环境。有资料表明连续3天在43℃~44℃的温水中浸泡20分钟，原来精子密度正常的人，精子密度可降到1000万/毫升以下，这种情况可持续3周。近年研究的"温热避孕法"根据的就是这个道理。所以过频、过久的热水浴尤其对精子数量少、活率低的不育患者是不适宜的。当然每周1~2次时间又不太长的热水浴，并没有什么关系。故年轻人应慎重对待洗桑拿浴，且平时洗澡的水温也应适当低一些，时间尽量短一些。

（4）精神状态不佳：长期的精神压抑、沮丧、悲观、忧愁，影响了大脑皮质的功能，于是全身的神经、内分泌功能及睾丸生精功能与性功能均呈不稳定状态，往往导致不育。

（5）营养不良：人类精子的产生与饮食中的营养水平有关，故必须摄入足量的锌、钙、磷、维生素 A、维生素 C、维生素 E 等物质。若营养不良或偏食，则影响精子的产生及质量。所以应适量多吃些牛奶、鸡蛋、瘦肉、鱼类、新鲜水果（尤其是苹果）和蔬菜等。

（6）性生活不规律或不当：性生活过频则会影响精子质量；而性生活过少，则错过女方排卵期的概率就大，就会减少怀孕的机会；而性交中断、手淫过度等则不但会引起生殖器官的异常充血，而且不利于精子生成及成熟。

5. 性交方法不当会引起不育吗

性交方法不当包括性生活习惯、频度及时机等不当，这不但影响"性"福，甚至可影响生育。相反，若合理安排好性生活，则可以增加怀孕的机会。性交方法不当主要体现在以下几方面。

（1）性生活习惯：在一些性知识缺乏者，在不孕的夫妇中，经期同房者相当多，他们错误地认为经期同房可提高受孕率。其实经期同房，会刺激机体产生抗精子抗体，引起免疫性不育。还可招致细菌上行感染，使输卵管发生炎症或导致输卵管阻塞而致不孕。有些夫妇为了预防尿路感染，养成性交后立即起床排解小便的习惯，从卫生角度看，无可厚非。但不育夫妇长期如此未必妥当，因如此可造成精液大量外溢，尤其是在排卵期性交，应改变这个习惯。

（2）性生活频度：如果夫妻性交过频，精子供不应求，质量也差，自然会影响受精。可见性交过频，往往事与愿违。

（3）性生活时机：有些夫妇两地分居，习惯过"星期六"式的性生活，长期如此很难碰到排卵期。遇此情况女方应预测排卵期，更改探亲时间，才可增加受孕的机会。

（4）性知识缺乏：尤其是有些夫妻刚结婚时对性知识了解得不多，在过性生活时就会出现性功能障碍，从而造成不育。健康的性知识可消除双方对性生活的恐惧、不适等。

6. 性生活过频或过稀均可影响受孕

一般来说，生育年龄的妇女在每个月经周期中只排一个卵子，故每月最佳受孕的时间仅为排卵前 1~3 天及排卵后 1~2 天。显而易见，正确地掌握女方的易孕期即是夫妇生育的关键，然而社会上众多的不孕不育夫妇对这个问题尚存在两种截然不同的心理状态。第一种是这样认为的，既然一个月只排一次卵，其他时间不能受孕，那末是否应该在每月的排卵期过一次性生活，其余时间均回避。这样可以"养精蓄锐"，保存精子的实力，增加受孕的能力。第二种是认为估计的排卵时间不准确，怕错过了受孕的机会，故而采取极为频繁的性生活，几乎天天都过一次性生活以期受孕。其实这两种做法都不对。从科学观点来看，无论是性生活过稀或过频，都不利于受孕。过稀，则精子贮藏时间过久，大都老化，导致活动力不强；过频，则男方的睾丸不能造出足够的精液和高质量的精子，因而精液稀释，精子数目少、活力低，也不利于受孕。所以，我们认为有意禁欲大可不必，而天天过性生活也不能增加精卵会合的机会，关键还是夫妇双方要去正规医院找专科医生查明不孕的原因。

7. 多吃芹菜会杀伤精子

青翠爽口的芹菜，是人们餐桌上常见的青菜，作为一种具有很好药用价值的保健蔬菜，它的降压作用也为人们所熟知。但是，芹菜多吃还会杀伤精子。

男性多吃芹菜会抑制睾酮的生成，从而有杀精作用，会减少精子数量。据报道国外有医师经过实验发现，健康良好、有生育能力的年轻男性连续多日食用芹菜后，精子量会明显减少甚至到难以受孕的程度，这种情况在停止食用芹菜几个月后又会恢复正常。

8. 交通污染影响男性生育

科学家研究认为：交通污染能够通过破坏男性精子的活力进而影响其生育能力。

对每日暴露于交通污染中至少达 6 个小时的男子来说，他们体内的睾丸激素和其他激素分泌水平并不低，但精子的游动能力却比较低，而精子的游动能力会进而影响到精子同卵子结合的能力。这表明长期暴露于交通污染物中会降低中青年男子的精子活力。男性经常暴露于氧化氮、氧化硫、一氧化碳以及铅含量较高的环境中，铅和氧化氨是精子活性降低的罪魁祸首。

9. 电脑也可影响阴囊温度而影响生育

美国一项研究结果表明，如果成年男性不养成使用笔记本电脑的正确习惯，就有可能会影响到他们的生殖健康。研究者称，男性最好不要将笔记本电脑放在大腿上，而应该放在桌上使用。

这项报告发表在英国《人类生殖》杂志上面。研究结果认为，如果将笔记本放在膝盖上使用，笔记本发热及两腿对笔记本的支撑作用会使男性生殖器区域温度增高。

如果长时间采取这种方式，就有可能导致男性精子数量减低，因此，青少年男性应当尽量减少将笔记本放在膝盖上使用的次数。

在研究中，共有 29 名年龄在 21 ~ 35 岁之间的自愿者参与了实验。实验在室温为 22℃ 的房间里进行。结果发现，当这些参与者将未开启的笔记本放在膝盖上时，他们的阴囊区温度升高了 2.1℃；笔记本在使用过程当中，上述温度值会升高 2.6℃。

10. 久坐软沙发会影响生育吗

据一项研究表明，男士长期坐沙发影响生育。柔软的沙发怎么会对睾丸功能造成损害呢？

通常情况下，人类的坐姿是以臀部坐骨的两个结节作为支撑点的，这时男性的阴囊轻松地悬挂于两大腿之间，既受到保护，又不会被压迫。但如果坐在柔软的沙发上，坐姿则会改变，原来的支撑点随之下沉，整个臀部随之陷入沙发中，沙发的填充物和表面用料就会包围、压迫阴囊。当阴囊受到过久压迫时，会出现静脉回流不畅，睾丸附近的血管受阻，淤血严重时可导致精索静脉曲张，以至影响到男子的性功能与生育。

长时间坐软沙发会导致精索静脉曲张。精索静脉曲张分原发性与继发性两种。原发性就是指天生的血管本身的问题，而继发性则指后天的、由于人为原因造成的病变。而长时间坐软沙发就是会导致睾丸精索静脉曲张的继发性原因之一。精索静脉曲张时，睾丸新陈代谢产生的有害物质不能及时排出，也得不到足够的营养，就会使睾酮减少。睾酮是维持男子性功能与产生精子的动力，一旦缺乏，就会导致男子性功能障碍和不育。另外，精子生成需要适宜的温度，一般来说，阴囊周围的正常温度应该比腹腔周围的正常温度低 2 摄氏度。阴囊位于身体表面，通过自动收缩、松弛调节温度，以保障精子正常生成的温度。过久坐在沙发上，阴囊被包围受压，不能正常进行温度调节，会导致睾丸温度上升。睾丸生精细胞对温度非常敏感，温度过高，不利于精子的生成，这也会影响到生育。因此，男子一次坐沙发的时间不宜超过 1 小时，必须久坐时，应每隔半小时左右就站起来活动几分钟。

11. 男性不育症应禁用哪些中药

现代药理研究表明一些中药有较强的杀精作用，经证实具有杀精子作用的中药大致有如下几种：

（1）棉花籽：从棉花籽中提取的棉酚是有效的杀精药物，目前专家们正利用棉酚作为男性避孕药。

（2）雷公藤：成人每天服用本品 10～20 克，连用 14 天，即可导致精子减少，连用 60 天则可杀死大部分精子，停药 3 个月后精子数明显增多或恢复正常。

（3）七叶一枝花：其提取物及粗皂甙，均有较强的体外杀精作用。

（4）蚯蚓：蚯蚓水煎剂的乙醇提取物（蚯蚓粉）及其成分之一琥珀酸，可使小白鼠精子在 1 分钟内全部失去活动力，而蚯蚓粉使人精子瞬间失活的最低含量为 5%，琥珀酸为 0.5%。

（5）苦参：具有较强而迅速的体外杀"精作用。苦参使人体精子瞬间失活的最低含量为 15%，其杀精子作用主要为碎解精子。

（6）油茶籽：油茶籽皂甙可在 20 秒内抑制鼠和人精子，最低有效含量分别为 0.01 毫克/升和 0.6 毫克/升。

（7）大蒜：大蒜杀精的有效成分是大蒜素，0.75% 含量能使人和大鼠的精子在 20 秒钟内全部失活。

（8）猪胆、山慈菇、土贝母、满天星、肥皂草等的提取物或皂甙都有不同程度的杀精作用。

12. 哪些西药可能会导致不育

现代医学日益发达，药物的应用十分普遍。药物在治疗疾病的同时也会产生一些不良反应。研究提示，有许多药物对精子的生成、男子的性功能等有不良的影响。其影响的程度取决于多种因素，如药物的剂量、服药时间的长短等。其中个体的敏感程度也是重要原因之一。

目前研究认为以下几类药物对男子生育力的影响较大。

（1）治疗肿瘤的化学药物：临床观察证实，绝大多数的化疗药物有导致男性不育的副作用。如环磷酰胺，该药可破坏睾丸的生精细胞，使睾丸生精功能下降，如果在青春期前或青春期用药可致睾丸萎缩等。

（2）抗高血压药物：这类药物主要的副作用为降低患者性欲，可导致射精困难，甚至不射精。如甲基多巴、呱乙啶可引起阳痿和射精困难等病症。

（3）镇静剂：临床上有应用巴比妥类药物后，出现性欲下降、阳痿等的报告。

（4）麻醉剂：从对吸毒者的研究提示：吸食鸦片或海洛因后可明显抑制性功能，精子的生成亦受抑制，还可出现射精延迟或不射精，特别是服用海洛因以后，上述现象更加明显。

（5）雄激素和雌激素：在许多男科疾病的治疗中，雄激素的应用较广泛，但长期、过量地应用雄激素后，将会抑制下丘脑——垂体——睾丸轴而使精子生成减少导致不育。另外，在应用雌激素治疗时，如长期大量应用亦可使男性性欲迅速消退，最终可导致阳痿而影响生育。

13. 心理紧张可导致不育吗

传统观念认为，不育症多因心理因素所致，曾推测约占不育病因的 40% ~ 50%。

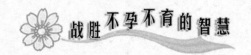

目前由于对男性不育的原因有了更为明确的认识，心理紧张性男性不育发现只占5%～10%左右。心理因素所致男性生育力低下，主要是因为患者心里紧张，导致机体神经内分泌发生紊乱，分泌性激素异常，而性激素是促使男性精子生长的，所以心理紧张干扰了精子的生成，可导致男性不育。

生物界里，动物群体的心理变化可以产生刺激作用，进而可以影响雄性动物的性活动和生殖功能，这一情况已得到了证实。

在人类，由外界刺激作用造成心理紧张，从而影响男性睾酮的分泌，抑制精子的生成，这一现象也已得到科学的论证。

这方面最早的研究工作是在监狱里，对被判处死刑尚未执行而长期关押的犯人中进行的。研究资料表明犯人的精子受到了抑制，证实了环境可改变心理因素，心理状态又可制约男性生育能力这一事实。

另有对男性运动员的研究，发现接受集训的男运动员，在紧张集训的第1个月里性活动明显减少；检测其雄激素水平，显示为雄激素的分泌和代谢均降低。

上述研究结果表明，外界环境中的突发性或持续性恶性刺激可造成一些个体（特别是心理承受力低下、不善于乐观面对逆境和打击的人）心理状态失调，进而影响生殖能力，严重的造成不育。故男性不育症的的临床检查中不可忽视心理因素的消极影响。

值得重视的另一个现象是，在临床诊疗中，医生往往只认识到男性性功能异常可以影响婚姻、家庭的和谐，却忽视了婚姻、家庭方面的种种不良原因对男子性功能、精子质量的影响。

婚前、婚后的心理创伤、缺少生殖生理知识，缺乏性经验，怕怀孕，畏惧性生活，性生活不协调等，均造成患者的精神不振、忧郁、内疚、压抑等消极心理状态，而影响男性患者的性功能，导致不射精，造成不育。

因为美好的性生活是由夫妻共同密切协调来完成的，任何一方的异常，不仅使自己忍受精神负担，而且也会给对方带来影响，甚至不良刺激。反之，对方的情绪和态度的种种变化，也会给自己加重心理压力。双向的不良影响形成恶性循环，会使不良的心理状态越来越复杂、消极，如此往复，最终会导致性功能障碍。

总之，夫妻要重视细心培养良好的婚姻家庭气氛，避免造成精神紧张与不育。

14. 穿紧身裤影响生精吗

阴囊皮肤呈褶皱状，对外界温度的高低很敏感。当外界温度降低时，阴囊就收缩，使睾丸位置升高，阴囊迅速紧缩成密密的褶皱，以防止散热，有助于保温。当外界温度增高，阴囊就最大限度地舒张，尽量使睾丸下降，阴囊皮肤松弛，褶皱的密度减少，从而增大散热面积，有利于局部散热。通过这种调节作用，阴囊内部的温度保持低于腹腔 1.5 ~ 2.5℃，这样有利于精子的生成。当温度过高或过低时都不利于精子生成，所以，阴囊相当于一个恒温装置，为精子顺利成长起到了保驾护航的作用。但部分男士为突显男人魅力，展示男人活力，会选择一些紧身的衣裤来表现自己，殊不知，长期穿紧身裤，会紧裹阴囊，使睾丸紧贴于耻骨及盆底，阻碍阴囊皮肤散热，使睾丸温度逐渐升高、阻碍精子生成，而且紧身裤还限制了阴囊血液循环，妨碍静脉回流，对精子生成和营养不利，特别是紧身牛仔裤子阻碍睾丸局部血液循环，尤其不利于静脉血液回流，可造成睾丸淤血而影响精子生成。

从动物发展与进化来看，凡雄性的睾丸都生长在体外，形成一个"冷藏库"，因此，阴囊是温度调节器官，其黑色褶皱的皮肤就是适应遇冷收缩，遇热舒展的囊袋。保持最佳适合温度是 35.5℃ ~ 36℃，一定要比体温低 1℃ ~ 1.5℃，这个温度才是精子产生的必要条件。

若阴囊与睾丸的温度升高，均可导致精子发生障碍或生精功能低下以及生精阻滞，还可以使睾丸内雄激素结合蛋白（ABP）的结合能力受到严重干扰，造成精子的生成缺乏营养，使精子数量减少，质量降低，影响生育。

一位专门研究与照顾脊髓受伤、下肢麻痹病人的学者，发现这类病

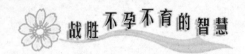

人不能生育的原因时指出，病人长期坐在轮椅上，阴囊温度要高于正常人很多，睾丸生精功能受到破坏。为了证实，学者进行了试验观察后发现阴囊温度在坐着时两腿敞开，要比两腿并拢时低 1.6℃；如果能站起来，则又可降低 0.5℃；如果穿宽松的内裤，又可降低 0.5℃；如果把阴囊暴露出来，可降低 1.6℃。进而证实了由于长期坐轮椅导致睾丸温度升高，是导致不育的原因。而长期坐办公室的人与出租车司机等久坐者就不能不注意，如果发生不育就不能不考虑其可能性。

15. 化纤织品内裤影响男性生育

开罗大学医学院沙菲克博士 20 年来一直从事男性不育的电生理研究。他对纺织品的类型制品与使用，对精子生成、妊娠及其性活动的影响进行研究，选择纯聚酯（化纤）内裤组、半棉半聚酯混纺内裤组与纯棉内裤组，三组进行比较，结果发现睾丸温度与血浆激素水平有显著性差异。在聚酯（化纤）内裤组中有 4 位病人（占 36%）到第 14 个月时精子数明显减少；在混纺内裤组中有 1 位（占 9%）到第 10 个月时患了少精子症；而对照组即纯棉内裤组的精液质量没有改变。进而观察脱掉内裤后精液改变的情况，一般在脱去含聚酯的内裤 4～8 个月后精液可恢复正常。经 30 个月的潜心研究，他认为聚酯化纤内裤有暂时性抑制精子生成的作用。而美国曾经生产避孕内裤，就是以提高睾丸的温度为目的，加以避孕。沙菲克博士分析认为，聚酯内裤的静电场作用容易引起妊娠妇女体内孕激素水平降低而导致流产。聚酯内裤还会在阴茎组织内产生静电场，这或许可以解释为什么长期穿聚酯内裤的人，有性功能减退的表现。特别提醒的是如果你经常穿的是聚酯化纤、混纺质地的内裤，应尽快换以纯棉产品，以免影响精子质量与性功能。

16. 久骑山地赛车影响男子生育

为了提高速度，适合运动员用力，赛车往往是车把的高度低于车座，可以使运动员的身体重心前倾，腰弯曲度增加，这样就使会阴部的睾丸、前列腺紧贴在坐垫上。由于座垫质地比较坚硬，这些部位受到长时间挤压后会缺血、水肿、发炎，影响精子的生成以及前列腺液与精液的正常分泌而造成不育。

2002年奥地利因斯布鲁克市大学医院泌尿科学与放射学专家Frauscher在北美放射学年会上报告，经常在山地骑车有可能降低男性的生育力。该研究发现，在崎岖地面骑自行车造成的颠簸与震动，会在阴囊内造成小瘢痕，可减少精子的生成。Frauscher等对55名热衷于山地车的运动员，年龄为17～44岁，进行了调查研究，结果发现接近90%的骑手的精子数量减少，阴囊内有瘢痕；而对照组（35名）仅26%有类似的改变，说明两者的差异。这些精液异常现象，常见于职业山地车骑手与其他骑自行车时间较长的人，如果平均每天骑车超过2小时，每周6天，或每年骑车行程至少3000英里。Frauscher说，虽然他们研究的某些骑手已有生育问题，但这些异常改变是否严重到足以引起生育问题尚不清楚。

另据悉，从事自行车运动的人中最常见的症状是良性肿瘤（84%），其后依次是精囊囊肿（49%），睾丸肿胀、疼痛与感染性附睾钙化（44%），液体囊肿（38%），静脉扭曲（9%）。与之相反，以不搞自行车运动的人作为对照，其中只有5%的人有睾丸囊肿（这是一种随着男性年龄的增加而变得越来越常见的疾病）。从而可以看到两者的显著差异。因此，男青年不宜久骑赛车，每天不应超过一小时，保护会阴部坐垫应用海绵套，增加其柔软性。

17. 洗浴水温过高（桑拿浴）——"热"情过度"烫伤"精子

一般情况睾丸内精子的发育需要必须在35.5℃～36℃环境中才能正常发育，若洗澡时水温过高，往往暗伏"杀机"。如桑拿浴时，室温可高达70℃～80℃，比正常浴室温度要高一倍以上，这种环境极不利于精子的发育生长或造成死精子，造成不育。因此欲生育者应慎洗桑拿浴，平时，洗澡的水温也应在34℃左右为宜。

澳大利亚学者为了证实睾丸受热对精子的影响，在研究蒸汽浴时，发现在1周内精子非常活跃，但一周后精子数目即下降，而且5周内精子数量仍然很低。从而证明不仅蒸汽浴的高温，就是热水浴侵泡时间较长，

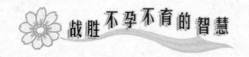
也会使睾丸精子量减少。

另有学者证实，应用蒸汽浴 30~39 天后，精子减少 35%，活动力减弱，畸形率增高。每星期热水浴 3~4 次，温度 39℃~40℃，精子顶体畸形率达 35%，15% 精子发育不成熟，有胞质滴存在。从而证明了高温对生殖健康的巨大影响。

我国学者邹生浜研究：43℃水浴侵泡睾丸，每天 1 次，每次 30 分钟。每周检查精液 1 次，结果显示从加热起，精子密度逐渐下降，不活动精子增加，直至第 7 周下降到 $20×10^6/ml$ 以后一直维持在更低水平，加热停止后第 15 周才恢复，大约 3 个月后才出现好转，若连续使用其后果就可想而知了。

18. 长时间接触汽车尾气影响生精功能

意大利那不勒斯大学的研究人员对 85 名在高速公路收费站工作的男性进行了调查，发现他们的精子数量与同一地区其他中青年男性没有差别，但精子活力减弱，因而他们的生育能力也相应下降。如果男性每天暴露在汽车废气环境中 6 小时，他们体内的雄性激素水平不会发生改变，但精子的活动能力却会下降，从而影响受精能力。约 1/3 的不孕症是由于男方精子数量与质量异常造成的。男性精子数若少于 2000 万/ml 则生育力极差。精子活力减弱，形态异常也会影响男性的生育能力。在这项研究中，高速公路收费站的工作人员都接受过全面体检，83% 的男性已婚，其中已婚的 71 人中有 7 人婚后没有生育后代。研究人员认为，这部分男性长期在高浓度的一氧化氮、一氧化硫、一氧化碳和铅等汽车废气环境中工作，一氧化氮与铅最容易破坏精子质量。研究人员呼吁对这一课题应作更深入的研究，同时，健康工作者也应重视环境污染对人体健康的负面影响。

19. 室内装修与环境对生殖功能的影响

加拿大专家曾在《职业及环境医学》发表的研究报告中提出警告，广泛存在于工作场所（包括办公室等）与室内装修的环境中，某些有机化合物，可以显著减少男性员工的精子数量，严重时甚至会导致不育症。

加拿大的专家们对 1200 多位自愿者的研究中发现，置身于中度与高度有机化合物环境中的人发生精子减少症的危险率比不接触有机混合物环境的人分别增加了 2~4 倍，而且受影响最大的是油漆工、建筑工、装修工及印刷工，因为他们会更多地置身于存在有大量挥发性有机溶剂的环境中，可以从呼吸、皮肤及接触进入人体，造成中毒。有关专家还强调指出，迫切需要确定究竟是哪些有机化合物会导致这类伤害。

20. 职业因素对精子质量的影响

新加坡国立大学的一个研究小组，为了调查男性的职业是否影响其生育情况，在 2002 年 11 月份的《职业与环境医学》杂志上发表了他们的研究结果，发现从事工程技术、金融分析、公司及电脑管理和教师等工作的男性要比从事其它职业的男性更有可能发生不育。

他们对 640 名其配偶不孕或正在接受不育治疗的男性进行了调查，从中筛选出了 218 名不明原因的不育者，并将这些男性与 227 名目前妻子已经怀孕的男性进行了比较对照。通过问卷调查，包括他们的生活习惯，如是否吸烟、从事的职业、是否从事化学或放射性的工作等等，此后并进行了精液的检验。

调查结果发现，从事教师职业的男性比普通男性不育的几率高出 7 倍，从事金融分析的男性不育几率是普通男性的 5 倍，从事工程技术与公司和电脑管理的男性不育几率是普通男性的 3 倍，而从事服务或公务员工作的男性患不育的几率最低。另外还发现，经常抽烟的男性不育的几率是从来不吸烟男性的 3 倍。尽管研究小组还不能准确解释出现上述差异现象的原因，但是他们指出，心理紧张、较高的工作要求和可能的电磁场工作环境，都是导致男性不育的主要因素。

21. 长期使用香水、香皂与美容品对生育有害

近日美国科学家的一项研究发现，香水中含有的一种化学物质能够损害成年男性精子的 DNA（脱氧核糖核酸）。这一化学物质的名称为

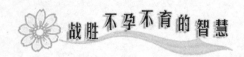

"酞酸二乙酯"，香皂与女性使用的香水等化妆品或者其他一些芳香类制品中，通常均含有这种物质。美国哈佛大学一个研究小组以 168 名成年男子为对象进行了相关的研究。研究结果显示，被调查者精子 DNA 的损伤和体内"酞酸二乙酯"的含量存在密切相关性。环境保护主义者一直以来都谴责使用化学制品，认为这将引起人类的健康问题，尤其是生殖健康问题，但是制造商与化学制品产业专家却强调"这是安全的"，为此，必须高度重视。

另外，男性使用女性美容品，女性美容品中均含有一定数量的雌激素物质，雌性激素通过皮肤进入男性体内后，会干扰正常的男性内分泌系统，雌激素增加，可以出现雄激素降低，从而减弱男性的性能力，有可能出现性功能障碍。

22. 当心手机对生育的影响

手机，作为当今信息时代的通讯高科技产品，已进入人们工作与生活的各个领域。手机通话是通过高频电磁波将电讯号发射出去的，发射天线周围存在微波辐射（300MHz ~ 300GHz），微波的发射是从高到低，依次向天线部→听筒部→键盘部→话筒部发射。

若使用的手机微波超过国家规定的微波卫生标准，对人体就产生危害。有 40% 的微波被人体吸收到深部，使器官发热，而人并无感觉。研究表明，高频微波除对人的神经、血液、免疫系统与眼部等造成损害外，还对人体的生殖与胚胎发育有影响，尤其对男性的生殖功能影响明显，如可以使精子数量明显减少，精子活力不足。对女性内分泌功能也有影响，可使女性月经异常发生率明显增加。如果是高强度的微波辐射可引起流产、胎儿畸形或死胎，低强度的微波可对子代出生后的若干行为产生一些不良影响。

曹兴午完成交变磁场对小鼠的影响的动物实验，采用 1000 ~ 2000Hz 可导致小鼠无精子，与我们手机比较频率就低多了，但需要进一步研究。

23. 长吃海鲜对生殖功能的影响

2002 年，香港中文大学的 ChristineChoy 等比较了 157 对不育夫妇与

26 对有生育能力的夫妇血中汞的水平。发现不育组中有 35% 的男性和 23% 的妇女血汞浓度异常之高，相比之下，在有生育力组，男性仅有 15% 和女性仅有 3.8%。其血清汞检测：不育男性为 44.2mmol/L，而对照为 31.2mmol/L；不育妇女为 37.0mmol/L，而对照组为 17.5mmol/L。报告认为：香港周围海水中重金属污染很常见，在不育的夫妇中，根据海鲜的消费量与血汞浓度两者关系，提示较高的海鲜的消费者可能是引起血汞浓度升高的原因。

20 世纪 50~60 年代，日本水俣地区工厂排出含甲基汞的废水，污染了鱼类，由于鱼类的富集（成倍增长）作用，当地居民食入甲基汞含量很高的鱼后，引起水俣病暴发流行，有 1004 人受染。在 400 名儿童中，其中 23 名婴儿明显外观畸形。美国的婴儿甲基汞中毒事件和伊拉克（1971~1972 年）由于谷物污染引起农民甲基汞中毒事件以后，证明甲基汞可以通过胎盘屏障而影响后代。此后有关汞对生殖的影响也就引起重视，流行病学与实验室的研究报告逐渐增多，但对导致不育的问题，尚未引起重视。汞与各种蛋白质的巯基极易结合，而且结合后又不容易分离。实验证明汞在血中可与血浆蛋白的巯基结合，可与体内组织中的巯基、氨基、磷基、羧基等结合，汞作用于细胞膜的巯基、磷酰基，抑制细胞 ATP（三磷酸腺苷）酶，改变细胞膜的通透性，进而影响细胞的功能。汞进入细胞以后，可以与某些酶或受体结合，从而抑制酶的活性，并造成细胞损害。动物试验证明，汞可以分布在细胞内的各个部分，因此，可以引起很多酶的损害。由于汞中毒对肾脏损害明显，研究比较多，了解的比较清楚，从这里我们不难看出汞中毒对器官的损害与对睾丸损伤的启示。我国沿海地区不育症的发病率高是否与此有关，虽有待调查证明，不过仍以小心为佳。

24. 警惕"电子雾"造成生殖功能的危害

近年来科学家研究发现各种电子设备，包括空调机、电子计算机、电冰箱、彩色电视机、激光照排与电热毯等，在使用与操作过程中，均有可能大量地产生各种不同波长与频率的电磁波——"电子雾"。这种

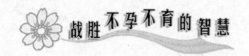

"电子雾"充斥在空间，是一种看不见、摸不着、闻不到的"杀手"，容易引起人体生理功能紊乱，从而导致头痛、失眠、健忘、孕妇流产、胎儿发育不良等情况。据美国华盛顿技术评定处的报告披露，家用电器与各种电线所发出的电磁波对人体细胞有害。曹兴午观察到，对"电子雾"敏感的人，可导致睾丸内生精细胞严重异常；当切断电子雾的影响，3个月就可看到生精细胞发生明显变化和精子产生，脱离影响后2年，妻子生育子女。

近年来，国外学者也进行了一系列试验研究与调查。1982年西班牙有位神经生理学家做了一个试验，他用一定强度的磁场照射放在暖箱里培育的鸡蛋，这些鸡胚在离相当于终端显示器侧面30cm处的磁场强度，实验结果证明80%的鸡卵停止了发育，不能产生雏鸡。

1984年，美国生物学家曾在美国对因使用电热毯而流产的1700名孕妇进行调查，发现其中75%的人流产发生在冬季的3个月，就是因为在这个季节里人们使用电热毯最为频繁，而流产率也高。

有人对14735名办公室工作人员调查发现，每周使用录像机、显示器等超过20小时者，身体健康出现上述不适者，比其它不使用健康者增加2倍多，而孕妇出现不良反应的则高达90%以上。

美国专家研究观察了27名在荧光屏前工作的孕妇，其中有14人发生流产，1人发生早产，3人生出畸形儿，其危害人数达66%以上。由此我们可以看到"电子雾"这类隐形杀手对孕妇的可怕影响。为此国内外许多医学家建议，为了避免与减少"电子雾"对人类生殖健康造成的危害，人们在看电视、玩游戏机、听收录机、看录像时都不要距离太近，时间也不易太长，特别是儿童更应该注意。孕妇与儿童更不宜使用电热毯睡觉。青年不育者也应该注意"电子雾"对生殖健康的影响，平时多吃些水果与新鲜蔬菜等，以增强人体对"电子雾"的抵抗能力，防止隐形杀手对人类的慢性"凶杀"，尤其对生殖功能的伤害。

25. 那些环境影响生精能力

研究报道，一些长期的生活环境因素会影响男性的生殖能力。如吸烟、环境污染、酒精、洗桑拿浴、久坐、辐射、微波、接触有毒物（如烷制剂、农药、杀虫剂、氯乙烯、二硫化碳、苯、苯酚）、重金属等。

26. 吸烟造成不孕不育吗

首先，烟可损害男性的性功能，从而引起男性不育症。吸烟是引起男性的动脉血管受损，尤其是动脉粥样硬化的常见危险原因。动脉粥样硬化后，阴茎血压指数明显下降，血液输入明显减少，从而诱发阳痿。其次，烟可直接损害性腺（包括睾丸、附睾、精囊及前列腺）和精子。精子的产生依赖性腺，主要是睾丸的功能；同时，精子的生成表现为细胞数的急剧增殖和细胞的分化与成熟。这一过程需要大量的脱氧核糖核酸（DNA）与蛋白质，而香烟的烟雾浓缩物中含有诱发细胞畸变和阻碍淋巴细胞合成 DNA 的物质，这对精子的发生、成熟和畸形精子的比例都会产生明显的影响。研究表明，吸烟者精液中畸形精子的比例远远高于不吸烟者。此外，由于精囊液与前列腺液是精液中的重要成分，对精液的凝固、液化与精子的活动力有重要的作用，而香烟中的烟碱、焦油、亚硝酸类、一氧化碳等有害物质，不但可以直接毒害前列腺及精囊，而且还能干扰支配血管的神经功能，影响前列腺与精囊的血液循环，这样就会影响精液质量，从而造成不育。

美国、加拿大以及日本的医学科学家报道，燃烧的香烟可释放出一种叫多环芳烃（PAH）的化学物质，它会激发老鼠的未成熟卵细胞死亡。研究人员发现，多环芳烃与卵子细胞上的芳香烃受体结合在一起会导致细胞死亡。英国学者研究发现，吸烟可以使男性正常精子平均减少 10% 左右。据统计，若每天吸烟 20～30 支，畸形精子的数量明显增高。由于影响是累积性的，因此，如果一位女性在青少年时期就开始吸烟，并继续到其 20～30 岁，那么就可能会对她的卵巢造成相当大的伤害。对男性不育方面的影响更大，因为精子更容易受损害，使男性生育能力降低。

27. 酗酒会造成不育吗

长期大量饮酒会对男性性功能产生不利影响。酒精可引起性腺中毒，

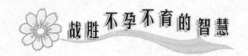

严重地损害睾丸间质细胞，抑制睾酮的合成，使雄激素水平降低，导致严重的阳痿。酒精通过毒害睾丸等生殖器官，导致血清睾酮水平降低，从而引起性欲减退、精子畸形，造成男性不育。研究发现，慢性酒精中毒者的精子质量明显变差，如精子数量显著减少、畸形精子数明显增加、精子的活力降低等。同时，性激素水平会发生变化，游离的雄激素含量有所下降。这些改变的程度和酒精的摄入量密切相关，最终有可能会导致性腺功能减退。所以，长期酗酒可造成不育。

28. 吸毒会造成不育吗

研究发现，吸毒者体质差，营养缺乏，同时会导致下丘脑－垂体－性腺轴的分泌调节功能紊乱，抑制生精功能，使精子 DNA 损伤，降低生育能力。

29. 性生活不当可造成不育吗

性生活次数过多，精子数量会减少，不易受孕；性生活次数过少，精子活力会受到影响，且容易错过排卵期，影响受孕；性生活时间太长：引起无菌性前列腺炎的风险增加，可能会导致精子活力与受精能力下降。所以，性生活不当也是引起不育的原因之一。

30. 饮食不当会造成不育吗

民以食为天，食以安为先。每个人都有自己的饮食习惯，甚至因口感的影响导致一些人容易偏食，长久的饮食不当会导致营养物质的不平衡，导致一些元素的缺乏或较少，影响精子的数量或质量。如偏食可缺少必需的蛋白质、钙、磷、镁、维生素 A、维生素 E 等营养物质，使精子数量和质量受挫；缺锌精子数量减少、活动力低下，受精卵易发生畸变。

31. 那些职业影响生精功能

研究报道，从事某些职业会影响生育。例如：长期过度劳累、长途骑车、职业司机、久坐：阴囊受压，处于充血状态，影响前列腺和精囊腺的分泌，精液成分受到影响，不利于生精。长期从事电脑行业，可能会因为久坐及微量辐射影响精子活力，导致精子活力低下。因此，应尽量减少接触时间，工作中要适当休息并活动，高温作业、与有毒有害物质接触工作者可能会影响精子的产生和精子质量下降。当然，生育能力受到影响程度的大小是存在个体差异的，因此不能一概而论。

32. 腮腺炎会造成不育吗

腮腺炎是由腮腺炎病毒侵犯腮腺引起的急性呼吸传染病，是儿童及青少年常见的呼吸道传染病，成人中也有发病，由腮腺炎病毒所引起。以腮腺的非化脓性肿胀疼痛为突出的病征，常并发睾丸炎，不及时治疗会引起睾丸萎缩，从而影响睾丸的生精功能。但并不是腮腺炎一定会影响生育，当腮腺炎并发睾丸炎时，才是造成男性不育的原因之一。

33. 发生隐睾症的原因

隐睾症指一侧或两侧睾丸在胚胎期下降过程中停留于途中任何部位而未能正常到达阴囊。在隐睾症患者的阴囊里找不到睾丸。原因主要有以下几个方面。

（1）结构原因：在胚胎期，睾丸系带很短或无，不允许睾丸充分下降；睾丸系膜与腹膜发生粘连，使睾丸无法向下；睾丸的血管发育异常，弯曲或皱折，从上方牵拉睾丸且限制其下降；精索的血管或输精管太短；睾丸体积过大，腹股沟管过窄或外环远端进入阴囊的口缺乏，则睾丸无法进入阴囊之内；阴囊发育异常，阴囊太小，容不下睾丸。

（2）内分泌原因：睾丸下降要有足够的动力，就是要依靠母体的促性腺激素刺激胎儿睾丸间质细胞产生雄激素，所以睾丸本身有缺陷时，对促性腺激素不产生反应而发生隐睾；因睾丸下降发生在血液中促性腺激素浓度很高时，故当母体促性腺激素匮乏时，也会引起睾丸下降不全。

（3）遗传原因：有部分隐睾患者有明显的家族史，所以遗传因素也许是隐睾发生的原因之一。

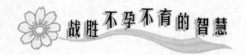

34. 隐睾常见的并发症

（1）不育症：正常情况下，阴囊温度比体温低 2～3℃，这种温度差异是确保精子正常发生的重要条件之一。双侧隐睾患者由于睾丸不在阴囊内，其与体温的温度差异也随之消失，而温度的升高可使睾丸上皮萎缩，从而阻碍精子发生，造成不育。单侧隐睾从婴儿出生后第二年起，对对侧正常位置的睾丸产生损害，所以单侧隐睾如不及时治疗，也可能影响生育。

（2）疝：多是由于睾丸下降不全而使腹膜鞘突不能闭合，致使腹腔内容物循路下降所致。

（3）精索扭转：可能是睾提肌收缩过强，睾丸引带发育不良，睾丸移动度过大导致的。

（4）睾丸创伤：位于腹股沟处的睾丸，因其位置表浅，且腹股沟后壁比阴囊坚硬而且无弹性，缺乏缓冲性，所以易受外界创伤。

（5）恶变：隐睾发生恶变的机会明显多于正常位置的睾丸，其恶变率大约是正常位置睾丸的 30～50 倍。

（6）心理创伤：阴囊内无睾丸可引起患者精神上的创伤，并有自卑感。

35. 隐睾症该怎样治疗

由于隐睾可能会引起一些不良的合并症，所以必须及时处理，目前主要有以下几种治疗方法。

（1）等待疗法：正常情况下，婴儿出生时睾丸已下降到阴囊，但也有一小部分婴儿，由于胚胎发育延迟，睾丸的下降时间可以推迟到出生后 3 个月到 1 年。所以，如初生时婴儿有隐睾，可不必急于采用药物或手术方法试图将隐睾复位，可耐心等待隐睾自动下降。据调查，真正的隐睾极少在 1 岁之后再下降，故单纯等待的疗法只适用于 2 岁以内。

（2）激素治疗：有一部分隐睾患者是由于内分泌原因导致的。胎儿在母体内时其睾丸下降与母体促性腺激素水平密切相关。据此，近年来许多学者采用先使用促性腺激素释放激素（GnRH）而后用绒毛膜促性腺激素（HCG）的治疗方法，获得比较好的治疗效果。通常认为 2~9 岁治疗较适宜。

（3）手术治疗：手术时机选择十分重要，过早可能失去隐睾自行下降的机会，过晚又将影响睾丸的功能，近年主张在两岁前进行手术治疗，理由是 2 岁后患儿的睾丸组织已经发生了病理变化。单侧隐睾同样应选择时机手术治疗。

（4）睾丸固定：开刀将睾丸强行固定在阴囊内，乃治疗隐睾症最主要和最有效方法，大多数患者采用此法可获得较好疗效。

（5）睾丸移植：随着显微外科手术的广泛开展，用自体睾丸移植法治疗高位隐睾获得较好效果。医生别出心裁地将整个隐睾连同它的血管一齐切下，"搬家"到阴囊里，再在显微镜下手术，将睾丸血管小心地吻合在腹壁下动脉、静脉上，以保证睾丸的血液循环。

（6）睾丸切除术：一旦发现睾丸发育明显不良，出现萎缩变小或质地变软等丧失生育功能的表现，应毫不留情地将隐睾切除，以防日后发生恶变。

（7）酌情采用中医中药治疗。

36. 隐睾影响男性生育力吗

正常情况下，睾丸位于阴囊内，睾丸温度比体温低 1~2℃，才有利于精子的生长及成熟。睾丸的生成是在腹腔内，在胎儿发育过程中睾丸逐渐下降，出生时大多数睾丸已降到阴囊中，大约 10%~15% 的婴儿出生时睾丸没有降到阴囊内，其中大多数在 1 周岁内能自然发育，自行下降至阴囊。婴儿满 1 周岁，单侧或双侧睾丸未下降。停留在腹腔内或腹股沟管，就叫隐睾。

睾丸是人体产生精子的器官，阴囊则是最适宜其正常生长发育的场所。若睾丸因种种原因未能到达阴囊而停留在其他部位，而这些部位的温度及生化环境又不利于睾丸的生长发育，因而该处的睾丸就会发育不全或根本就不发育，这时睾丸就不能发挥生精功能。双侧睾丸未降者多不育，经双侧睾丸固定术后，44% 婚后可生育；如为单侧病变，经睾丸固定术后 75% 可生育。无论是单侧或双侧隐睾，为避免日后影响生育、恶变以及扭转等合并症的发生，均应早期（10 月龄）治疗。

37. 睾丸大小和男性不育有关吗

睾丸的大小与年龄有一定关系，从刚刚出生的婴儿到 12 岁以前的儿童，睾丸处于相对静止期，体积为 1~4 毫升左右。12 岁以后的男孩进入青春发育期，睾丸体积迅速增大，成年男性的睾丸体积为 12~25 毫升，平均为 16.8 毫升。60 岁以后进入性衰退阶段，睾丸体积逐渐变小。70 岁以后，睾丸体积可萎缩到 16 毫升以下。倘若成年人睾丸体积小于 10 毫升，则为小睾丸，可出现性功能低下与男性不育症。睾丸过小，可造成睾丸的生精功能发生障碍，精子数少，或无精子，多数丧失生育功能。检查可见血浆睾酮水平很低，男性第二性征发育不良，胡须、阴毛、腋毛稀少，发音低细，严重者可出现女性化表现，多数患者性欲低下和性功能低下。导致小睾丸症的疾病主要有克氏综合征、先天性肾上腺增生症以及一些遗传性疾病。睾丸偏大多因睾丸肿瘤、附睾结核、睾丸鞘膜积液等疾病所致，这些病变如未及时治疗也会影响生育能力或导致精子、精液的质量低下，从而造成不育。

38. 放射线影响男性生育力吗

放射线是指由放射性物质或人工设备激发产生的粒子束，在医学上应用最广泛的是 x 线，如用于检查的 X 光机、CT 机以及放射治疗机等。另外，还有用镭、钴等产生的 Y 射线，如通常所说的 Y 刀等。

众所周知，放射线对人体造血系统有严重的危害。同样，放射线对男性的生殖功能也有很大的危害。睾丸组织对放射线有明显的敏感性，如小剂量或短期地接受放射线，睾丸生精功能将受到一些影响，但尚可恢复；若接受大剂量的照射或小剂量但长时间接触放射线，则有可能会造成不可逆的生精细胞损害，使得生精功能下降，从而造成男性不育症。对于从事放射工作而不注意防护的人员，放射线可导致生精细胞中染色体的畸变或突变，甚至引起严重的生精损害，即使能怀孕，也会引起畸胎、流产、早产等。此外，经常进行放射学检查或治疗，也会对男性生育力造成影响。还有一些人由于工作的关系，需长期接触一些有放射线的物品，这也会对生育能力造成一定的影响。

目前手机、电脑已非常普及，手机、电脑等发出的辐射对人体有无影响，目前还没定论。有的说这会影响人体的大脑、心脏等重要器官，但也有的说对人体没有多大的影响。目前不少学者认为长时间接触电脑对生精功能有害。

辐射分为多种，如核辐射、热辐射、电磁辐射等。辐射可以作用于机体，引起生物分子、细胞器官受损和整体反应。尤其睾丸是对辐射敏感的靶器官之一。研究表明，电磁辐射可以导致睾丸结构与功能的损伤，辐射不仅可以影响生精细胞的结构而且还可以影响血睾屏障、睾丸间质细胞与附睾，影响性激素水平，造成性功能与生育能力下降。特别是微波技术广泛地用于国防、医疗、工业、导航，甚至进入家庭，因微波损伤而出现的男性生殖功能障碍患者也在不断增多。

总之，人们尤其是育龄期男性更应注意学习这方面的防护知识，尽量避免接受过量的放射线辐射。

39. 何谓精索静脉曲张

精索静脉曲张是指精索蔓状静脉丛扩张、伸长、迂曲而形成的阴囊血管性肿块，及由此引起的一些临床表现。为青年人最常见的阴囊肿块之一，亦为男性不育症的重要原因之一。这种病变绝大多数由精索内静脉血液反流引起，有时输精管静脉和睾提肌静脉也受累出现同样的改变。

40. 发生精索静脉曲张的原因是什么

精索静脉曲张分为原发性和继发性。

（1）原发性精索静脉曲张：多发生于 15～30 岁的年轻男性，主要是由于精索静脉本身瓣膜发育异常或病变所造成的精索静脉血液回流障碍所致。原发性精索静脉曲张一般在平卧时能够减轻或消失。

（2）继发性精索静脉曲张：是由精索静脉在回流途中受压所引起的，就是说由于精索静脉以外的某些疾病所造成的。多发于35岁以上的男性，常见的压迫病变有肾肿瘤、输尿管肿瘤、腹膜后肿瘤、肾积水、肾周积脓、髂静脉梗阻等。

41. 原发性精索静脉曲张为什么左侧多见

精索静脉曲张是指精索里的静脉因回流受阻，而出现的盘曲扩张，如蚯蚓团状。它95%发生于左侧，两侧发病的较少。左侧精索静脉曲张多见有它的解剖原因，是该病的内因。睾丸和附睾的静脉在精索内形成蔓状静脉丛，上行至腹股沟管内汇合成数支精索内静脉及精索外静脉，在腹膜后间隙上行。右侧成斜角进入下腔静脉。左侧成直角进入左肾静脉。由于左侧精索内静脉行程较长，入肾静脉处成直角阻力较大。静脉经过乙状结肠之后，受该段肠管的压迫，再加上静脉缺少静脉瓣，周围又无肌肉，所以左侧精索内静脉的回流受阻，在站立时，有相当的压力向下作用于蔓状静脉丛，使之曲张扩大增粗即为精索静脉曲张。而长时间的站立，经常持续增加腹压是促使该病形成与发展的外界原因。

42. 精索静脉曲张怎样治疗

目前采取中医辨证论治、精索内静脉高位结扎的方法治疗，均能取得良好效果。对于本病不是全部采用手术治疗。症状较轻尚未结婚者，可用提睾带提高阴囊，症状即可消失。这些患者在结婚后，症状可能会随之消失。症状较重者可行精索内静脉高位结扎。在手术前后仍需用提睾带提高阴囊，以提高治愈率。此外还有冷敷法或行静脉转流术以缓解回流障碍。中医治疗有极大的优势，尤其对提高精子的质量疗效较好。

43. 精索静脉曲张可造成男性不育吗

精索静脉曲张是由于精索里的静脉内的血液因某种原因回流受阻，血液淤积，导致精索里的蔓状静脉丛迂曲、伸长和扩张，在阴囊里形成蚯蚓状的团块，精索静脉曲张发病率约为10%～15%，尤其以左侧居多，精索静脉曲张合并不育的高达30%～40%，也是比较公认的引起男性不育的重要原因之一，但导致不育的机制至今尚未完全弄清，可能与下列因素有关。

（1）阴囊温度升高：精索静脉曲张时，由于睾丸缺乏良好的静脉回流，造成睾丸温度升高，而精子的发生与成长，都需要特定的温度环境，睾丸的温度比人体低2℃左右才利于生精，因而对这种温度的升高不能适应，从而影响了精子的生成。

（2）精索静脉内压力升高：精索静脉曲张时，睾丸周围的静脉丛血液淤滞，静脉压升高，影响睾丸的新陈代谢。

（3）睾丸局部缺氧与pH值改变：精索静脉曲张时，精索内静脉和精索静脉丛血液淤积，静脉血液回流受阻，影响了睾丸的血液循环，造成局部血液内二氧化碳蓄积与缺氧，pH值改变，乳酸蓄积，干扰了睾丸的正常代谢，影响了精子的生成。

（4）肾上腺和肾静脉内的物质反流：精索静脉曲张时，左肾静脉的血液向左精索内静脉逆流，肾上腺的代谢产物，如皮质醇、儿茶酚胺、前列腺素及毒性代谢产物5-羟色胺等皆会逆流进入睾丸而影响睾丸组织并杀伤精子，严重影响精子的活动力。

（5）睾丸内分泌功能障碍：精索静脉曲张可损害睾丸间质细胞，影响睾酮的分泌。即使有生育功能的精索静脉曲张者，也可能有轻度睾丸损伤。

（6）睾丸的血流动力学改变：精索静脉曲张所导致的曲细精管病变为双侧性的，病变和曲细精管交错存在，精子生成受损。

（7）免疫反应与不育：精索静脉曲张所导致的一系列人体的变化可改变机体的免疫功能。精索静脉曲张不育者外周血和精液中存在有抗精子抗体，抗精子抗体进入睾丸或附睾，可干扰生精和精子的成熟过程，使精子数目减少，抗体也可黏附在精子膜上，造成精子的形态与功能异常。

44. 导致输精管道梗阻的原因有哪些

输精管道梗阻是男性不育症的一种常见的原因，占男性不育病因的

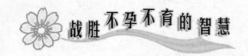

5%～15%。导致输精管道梗阻的原因如下。

（1）先天性畸形：如双侧输精管缺如或闭锁，也有一侧发育不全伴另一侧缺如者。

（2）炎症：附睾炎症是引起输精管道梗阻的常见原因，常为结核杆菌和淋球菌感染所致。

（3）肿瘤：肿瘤的发生率较低，以附睾肿瘤为主。

（4）外伤与手术：多见于生殖器官与腹股沟手术误伤输精管。

四、正确认识男性不育症的患病情况

据世界卫生组织统计，世界发达国家5%～8%的育龄夫妇可能有不育问题，而发展中国家的某些地区可高达30%。目前我国还缺乏全面系统的不育症流行病学调查资料，从众多的临床分析中估计，不育症发生率平均为10%，据国内外近来观察，男性不育症发病率有逐年增加的趋势。

五、男性不育症的危害

1. 给病人带来的精神痛苦

不育症患者几乎均有不同程度的精神压力，尤其是婚久不育者，精神压力越大，病情就越重，造成疾病的恶性循环。患者的痛苦表现不一。一个人精神压力带来的痛苦，往往对人的折磨要超过其它压力的几倍。

2. 经济耗费的痛苦

不育症是常见难治疾病，往往花费较大，尤其是婚久不育又走了很多弯路的患者，特别是让巫医骗取了大量钱财的患者，可造成巨大而难以承受的经济压力。因此，不育症患者要到正规的医院诊治，科学治疗。

3. 对家庭与国家安定的影响

许多不育症患者，因久治不愈，而造成家庭不和或破裂。尤其少部分因酗酒、吸毒造成不育者，还会影响社会的安定。因此，要加强对不育症患者的健康心理教育。

六、男性不育症的预防

1. 科学养生保健，提高整体体质

合理膳食，适量运动，戒烟戒酒，心理平衡，科学养生，精子是人体的一部分，只有重视养生，整个身体健康了，自然生殖功能才能正常。

2. 改变不健康的生活起居方式

（1）戒烟。尽量减少被动抽烟。

（2）限酒，欲生育者最好戒酒。

（3）尽量少骑自行车。

（4）洗澡的水温最好控制在34℃以下，且洗澡的时间不宜太长。尤其要远离桑拿浴。

（5）穿宽松纯棉的裤头、穿宽松的裤子。

（6）不要久坐，情况允许的前提下最好坐1个小时就活动几分钟或更长时间。

（7）尽量远离过大噪音等环境。

（8）不要久坐软沙发，尽量减少坐软沙发的时间。

（9）放松心情。要学会调节情志，保持乐观。放松心情是生殖健康中十分重要的一个环节。

（10）科学装修。尽量减少装修的面积，减少甲醛等有害物质的伤害。

（11）改变只重视吃药，不重视养生保健的错误观念。有些不育症患者吃药吃不好，但通过科学的养生就能生育，而园喜得贵子之梦。

（12）不吃或少吃芹菜。

（13）忌食卫生油（棉籽油）。

（14）忌熬夜。

（15）尽量减少接触电脑、手机的时间，尽量减少辐射。

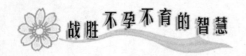

......

总之，只有采取健康的生活方式，才能促进生殖健康，圆生儿育女之梦。

七、男性不育症的治疗原则

1. 男性不育症的中医四诊要点是什么

男性不育的诊断包括中医诊断和现代医学诊断两部分。在科学发展的今天，中医诊断仍具有强大的优势，四诊是指望、闻、问、切四种诊察疾病的方法。望、闻、问、切各有其独特作用，不能相互取代，因此，在临床运用时，必须将它门有机的结合起来，即所谓"四诊合参"。

（1）问诊：问诊在男性不育症的四诊中占有极为重要的地位。因为对于男性不育的很多情况，如病人的病史、自觉症状、既往健康状况和家族史等，只有通过问诊才能获得。尤其男性不育因为涉及性和婚育问题，由于封建观念的影响，不少病人往往难于启齿。所以．在问诊时要注意方法和策略，通过关切和安慰，耐心而详细地问诊，方能洞察病情，并要注意保密。

男性不育症的问诊，应有针对性地详细了解患者的婚育情况，发病原因，疾病过程，以往的治疗经过，既往病史，生活习惯，饮食爱好，生活经历以及工作环境、心理素质和家庭病史等与男性不育症有关的情况，通过问诊，切实掌握患者的病情资料，以利正确地治疗。

主要了解患者及其配偶对性生活所持的态度、欲望；房事的频度、持续时间、采取的体位，尤应询问是否在排卵期性交等。

主要在于了解患者的结婚年龄，性功能状态，性生活是否和谐，有否避孕，配偶有无人工流产、自然流产，再婚者，当另问其再婚年龄，两次婚姻间隔时间，妻子年龄及婚后健康状况，是否生育过等

尤其要了解患者是否去过疫区，有无化学毒物和放射性接触史，有无烟酒等特殊嗜好，有无长期食用棉籽油，有无不洁性生活史等。是否患过腮腺炎等。

（2）望诊：望诊是医生运用视觉，对人体全身和局部的一切情况及其排出物（包括精液的色、量、质等）等，进行有目的地观察，以了解健康或疾病情况。望诊的主要内容是观察人体的神、色、形、态，以推断体内的变化。

注意望性征：性征，即与机体发育阶段相适应的性功能的体征。从望喉结和乳房可以了解男性的第二性征，直接望外生殖器，对于男性不育更具有诊断意义。

（3）闻诊：闻诊，包括闻语声和嗅气味两部分内容。

（4）切诊：切诊，是医者运用手指的触觉对患者进行触摸、按压，以获得病情资料的一种诊断方法，包括脉诊和按诊两方面。男科按诊，主要是对病人的乳房、外肾以及肛内等部位触摸、按压，以测知病变部位的冷热、软硬、有无压痛及肿块等情况，从而判断疾病的部位和性质。按外肾，即触摸、按压阴茎、阴囊、睾丸、精索、附睾以及前列腺等组织器官，以了解病情，判断病位。

2. 男性不育的中医辨证要点是什么

在辨证过程中，就是要把望、闻、问、切四诊所获得的病史、症状、形色、精候、脉象等资料进行全面的综合分析，防止片面性和局限性，然后，对患者作出正确的诊断，用以指导治疗。

（1）八纲辨证：八纲，即阴、阳、表、里、寒、热、虚、实。它是通过四诊，掌握辨证资料之后，根据病位的深浅，病邪的性质及盛衰，人体正气的强弱等，加以综合分析，归纳为八类证候，称为八刚辨证。男性不育症的辨证同样可以归纳于八纲之中，其中，病位的深浅或病情的轻重可以用表、里来归纳；疾病的性质具体地表现在寒、热两个属性上；机体正气的强弱、病邪的盛衰，两者相搏的程度可以用虚、实来反映；而阴、阳又是八纲的总纲，即：表、热、实证属阳，里、寒、虚证属阴，疾病的根本亦在于阴阳失调。八刚，是男性不育辨证论治的纲领。

（2）脏腑辨证：脏腑辨证是根据脏腑的生理功能和病理表现，对疾病证候进行分析归纳，借以推究病机，判断病变的部位、性质以及正邪盛衰情况的一种辨证方法。具体地说，就是心、肺、脾、肝、肾五脏和小肠、大肠、胃、胆、膀胱、三焦六腑，根据不同脏腑的生理功能和病理变化来分辨病症，确切地辨明疾病所在的脏腑。同时，在进行脏腑辨证时，不仅要考虑某脏腑的病理变化，而且还要注意脏腑之间的相互联系和影响，做好脏病辨证、腑病辨证以及脏腑兼病辨证。

一般来说，凡是表现为血脉及神志异常的病证，应考虑为心之为病。呼吸不利、喘息少气、咳吐痰血等应考虑为肺的病变。凡诸湿肿满、升降失常、统摄无权的病证，应考虑为脾的病变。风气内动、气郁不舒，多属于肝的病变。对于男性不育症来说，更多地还是责之于肾。因为肾主藏精，主发育与生殖，凡是有关于生长发育、生殖机能和水液代谢的失常，首应考虑为肾的病变。

（3）气血津液辨证：气血津液辨证，就是运用脏腑学说中有关气血津液的理论，分析气、血、津、液的病变，辨认其所反映的不同证候。

气病的辨证。一般来说，头晕目眩、少气懒言、神疲乏力、自汗，活动时诸症加剧等脏腑功能衰退所表现出来的证候，多属气虚证。头昏倦怠、脱肛坠胀等气机无力升举为特征的证候，多为气陷证。以胀闷疼痛等气机运行不畅所表现的证候，多为气滞证。咳喘、呃逆、呕血等气机上逆不顺、升降失常的证候，多为气逆证。

血病的辨证。面白无华或微黄，唇色淡白，爪甲苍白，头晕眼花，脉细无力者，多为血虚证。体内肿块，疼痛拒按，舌紫黯或有瘀点、瘀斑，多为血瘀证。心烦身热，口干不喜饮，舌红绛，脉数，多属血热证。面色不华，畏寒肢冷。腹冷如扇，小便清长，舌淡红，苔薄白，脉沉迟，多为血寒证。

津液病的辨证。口燥咽干，唇燥而裂，口渴少津或无津，皮肤干燥，常为津液不足。而痰饮、水肿则多为水液停滞。

气血津液的变化，常常相互影响，所以，在辨证时还须注意兼杂之症。气血津液的变化也必然要影响到脏腑。气、血、津液在生理上既是脏腑功能活动的物质基础，又是脏腑功能活动的必然产物，关系相当密切，因而，在病理上也会相互影响。所以，在临证时要注意把脏腑辨证与气血津液辨证有机地结合起来，互相补充，从而认识疾病，辨证论治。精子属阴，精子的活动力属阳，所以，对少精子症的辨证治疗中更应顾护津液。

3. 男性不育有哪些内治手段

（1）汤剂：把药物配齐后，用水或黄酒，或水酒各半浸透后，再煎煮一定时间，然后去渣取汁，称为汤剂，一般作内服用。汤剂的特点是吸收快，能迅速发挥疗效，而且便于加减使用，能较全面、灵活地照顾到每一个病人或各种病证的特殊性，是中医过去和现在临床使用最广泛的一种剂型。

（2）散剂：是将药物研碎，成为均匀混合的干燥粉末，有内服与外用两种。内服散剂末细量少者，可直接冲服；亦有研成粗末，临用时加水煮沸取汁服的。

（3）丸剂：是将药物研成细末，以蜜、水或米糊、面糊、酒、醋、药汁等作为赋型剂制成的圆形固体剂型。丸剂吸收缓慢，药力持久，而且体积小，服用、携带、贮存都比较方便，也是一种常用的剂型。临床常用的丸剂有蜜丸、水丸、糊丸、浓缩丸等几种。

①蜜丸：是将药料细粉用炼制过的蜂蜜作赋型剂制成丸。蜜丸性质柔润，作用缓和，并兼有矫味和补益作用，适用于慢性病。一般多制成大丸使用，亦可制成小丸使用。

②水丸：系将药物细粉用冷开水或酒、醋，或其中部分药物煎汁等起湿润、粘合作用，用人工或机械制成的小丸。水丸较蜜丸、糊丸易于崩解，吸收快，丸粒小，易于吞服，适用于多种疾病，为一种比较常用的丸剂。

③糊丸：系将药物细粉用米糊、面糊等制成丸剂。糊丸粘性大，崩解时间比水丸、蜜丸缓慢，服后在体内徐徐吸收，既可延长药效，又能减少药物对胃肠的刺激。

④浓缩丸：系将方中某些药物煎汁浓缩成膏，再与其他药物细粉混

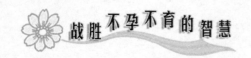

合干燥、粉碎，以水或酒，或方中部分药物煎出液制成丸剂。其优点是含有效成分高，体积小，剂量小，易于服用，可用于治疗各种疾病。

（4）膏剂：是将药物用水或植物油煎熬浓缩而成的剂型。有内服和外用两种。内服膏剂有流浸膏、浸膏、煎膏三种。

①流浸膏：是用适当溶媒浸出药材中的有效成分后，将浸出液中一部分溶媒用低温蒸发除去，并调整浓度及含醇量至规定的标准而成的液体浸出剂型。除特别规定者外，流浸膏 1 毫升的有效成分相当于 1 克药材。流浸膏与酊剂中均含醇，但流浸膏的有效成分含量较酊剂高，因此服用量小，溶媒的副作用亦小。

②浸膏：是含有药材中可溶性有效成分的半固体或固体浸出剂型。用适当溶媒将药材中的有效成分浸出后，低温将溶媒全部蒸发除去，并调整规定标准，每 1 克浸膏约相当于 2～5 克药材。浸膏不含溶媒，所以完全没有溶媒的副作用，浓度高，体积小，剂量小。亦可制成片剂及丸剂使用，或直接装入胶囊使用。浸膏可分为两种，一种软浸膏为半固体，多供制片或制丸用；一种干浸膏为干燥粉末，可直接冲服或装入胶囊服用。

③煎膏：又称膏滋，即将药材反复煎煮至一定程度后，去渣取汁，再浓缩，加入适当蜂蜜、冰糖或砂糖煎熬成膏。体积小，便于服用，又含有大量蜂蜜或糖，味甜而营养丰富，有滋补作用，适合久病体虚者服用。

（5）丹剂：也有内服和外用两种，没有固定剂型。有的将药物研成细末即成，有的再加糊或粘性药汁制成各种形状，有的丹剂也是丸剂的一种，因多用精炼药品或贵重药品制成，所以不称丸而称丹，如至宝丹等。至于外用丹剂，如红升丹、白降丹等，是由矿物药经加工炼制而成，仅供外科使用。

（6）糖浆剂：系指含有药物或不含药物的蔗糖饱和水溶液。不含药物的蔗糖饱和水溶液称为单糖浆或糖浆，一般作赋型剂或调味剂；含药物的糖浆，是将药物煎煮去渣取汁煎熬成浓缩液，加入适量蔗糖溶解而成。

（7）片剂：将中药加工或提炼后与辅料混合，压制成圆片状剂型。片剂用量准确，体积小。味很苦的、具恶臭的药物经压片后可再包糖衣，使之易于吞服；如需在肠道中起作用或遇胃酸易被破坏的药物，则可包肠溶衣，使之在肠道中崩解。

（8）冲服剂：是近年来在糖浆剂和汤剂的基础上发展起来的一种新剂型。一般是将中药提炼成稠膏，加入适量糖粉及其他辅料（淀粉、山药粉、糊精等）充分拌匀，揉搓成团状，通过 10 至 12 目筛，制成颗粒，然后将颗粒经 4~60℃ 温度干燥，干燥后过 8 至 14 目筛，使所制颗粒均匀一致。冲服剂易于吸潮，应置封闭容器中保存，一般用塑料袋分剂量包装备用。冲服剂较丸剂、片剂作用迅速，较汤剂、糖浆剂体积小、重量轻，易于运输携带，且服用简便，适用于多种疾病。

4. 男性不育有哪些外治手段

（1）外阴薰洗

薰洗法，即将药水煎后滤去渣，倒入干净的盆中，将患处放于盆口薰，然后再用药水洗患处。此法借助药力与热力来达到治疗目的。热力有助于药物渗透。但若是炎症或过敏性疾病，水温不宜太高，与体温相近即可。其他疾病则药水温度以能忍耐为度。

薰洗法作用直接，多有开发腠理、消肿、促进气血流畅的作用。使用的药物因不同的男科疾病而异。在该法中，洗是主要的，薰是次要的。

在龟头包皮炎中，药水稍凉后薰，药水不能温度高，以免加重炎症反应。常用清热、解毒、燥湿的药物来薰洗，如苦参、黄芩、黄连、金银花、明矾、冰片、土茯苓、龙胆草等。

对于缩阳症，多用温阳理气的药物薰洗，药水温度要高，以能耐受为度。药如小茴香、吴茱萸、肉桂、艾叶等。

对于阳强症，多选用泻火通络的药物薰洗。

对于阴囊阴茎象皮肿，常选用祛湿通络的药物薰洗。药如威灵仙、土牛膝、五加皮、生姜皮等。

总之，应根据各种男科病的病因病机来辨证选择药物及药水温度来熏洗。

（2）中药坐浴

坐浴是将药物用水 1500ml 以上煎煮，用此药液放入大盆中坐浴，通常坐浴 20～30min。应注意药液的温度不能太高，以防烫伤皮肤，以皮肤能忍受为度。

坐浴的治疗机理是通过药物的渗透达到治疗作用。其选药系根据病变性质而辨证选药，但用量较内服时大。该法常用于治疗阳痿、前列腺增生、慢性前列腺炎、阴囊湿疹、睾丸鞘膜积液、尖锐湿疣等。

如庞保珍将 155 例慢性前列腺炎患者随机分为治疗组（采用自拟仙泉涤邪汤：土茯苓 30g，萆薢 30g，苦参 20g，透骨草 30g，伸筋草 30g，丹参 30g，红花 20g，元胡 20g，川芎 20g，枳壳 20g，桂枝 20g，川椒 20g，艾叶 20g，上药煎汁坐浴，2 次～3 次/日，每次 20min）79 例，对照组（采用前列康片）76 例，结果治疗组疗效明显优于对照组（P < 0.01），结论：仙泉涤邪汤坐浴外治是治疗慢性前列腺炎的理想途径之一。

（3）直肠灌注

直肠灌注，即将药液灌注于直肠，通过直肠黏膜吸收药物，达到治疗男科疾病的方法。该法常用于治疗前列腺增生、慢性前列腺炎、阳痿、性欲淡漠、阳强、早泄（俗称"快枪手"）等症。

如庞保珍以自拟文武毓麟汤（萆薢 12g，土茯苓 12g，地丁 12g，川牛膝 10g，丹参 15g，王不留行 10g，云苓 10g，泽泻 10g，车前子 10g〔布包〕，乌药 8g，石菖蒲 10g，甘草 4g，菟丝子 10g，川断 10g，枸杞子 10g，何首乌 10g，浓煎 200ml，灌入已消毒的液体瓶中，连接一次性输液器，须将输液器之头皮针去掉，连接一个 14 号导尿管插入直肠，缓慢滴注，药液温度以 39℃ 左右为宜，每日一次）治疗慢性前列腺炎性不育症 168 例，结果痊愈 102 例，好转 51 例，无效 15 例，总有效率 91.1%。

（4）肛门纳药

肛门纳药法，即将药物制成药栓或成糊状等，塞入肛门，以达到治疗目的的一种方法。该法。在男科治疗中，主要用于治疗慢性前列腺炎、前列腺增生、阳痿。其作用机制系药物通过直肠黏膜渗透吸收后达到治疗直肠附近男科疾病的目的。但应注意避免应用有腐蚀作用的药物。如于大便后往肛门内挤入适量马应龙麝香痔疮膏，每日 1 次。具有凉血活血的功效。适用于热毒炽盛或瘀血内停之前列腺炎等病证。

（5）贴敷法

即将药物直接贴敷皮肤，已达到解毒消肿、散寒止痛、利尿通淋或托毒生肌等治疗作用的方法。

使用方法：可按需要将药材或药材提取物制成膏剂、粉剂、糊剂，或取鲜药捣烂如泥贴敷于皮肤。对于外阴部的男科病，多敷贴局部；其他男科病（如前列腺增生、阳痿、遗精、慢性前列腺炎等）多敷贴会阴部或脐部、关元，亦有的敷贴足心或手心。

如将淫羊藿研末，瓶装备用。临用时取药末 10 克，以温水调和成团涂神阙穴、命门穴，外盖沙布，胶布固定，3d 换药一次。具有温补肾阳，康性生精之功。适用于肾阳虚所致的阳痿、少精子症、死精子过多症、精子活力低下等症。

（6）脐疗

运用各种药物，或非药物疗法（如灸）直接作用于脐来治疗疾病的方法，叫脐疗。脐，为任脉穴，与全身经络相通，与脏俯相连，该穴用药既可激发经络之气，又可通过药物在局部的吸收，发挥明显的药理作用。脐疗在男科病中主要用于阳痿、性欲淡漠、遗精、早泄（俗称"快枪手"）、阴茎异常勃起、房劳、慢性前列腺炎、前列腺增生等。

如庞保珍以安慰剂对照，将 128 例慢性非特异性前列腺炎患者随机分为两组，双盲给药，结果：以自拟纯中药制剂下焦逐瘀丹（王不留行30g，三棱 30g，莪术 30g，炒穿山甲 15g，川牛膝 15g，川芎 15g，车前子15g，龙胆草 15g，石昌蒲 20g 等中药，上药共研细末，瓶装备用。临用时取药末 10 克，以温水调和成团涂神阙穴，外盖沙布胶布固定，3d 换药一次。）治疗该病 66 例，获临床痊愈 44 例，与安慰剂治疗的 62 例比较，$X^2 = 51.42$，$P < 0.01$，两组疗效有显著差异，结论：下焦逐瘀丹对气滞血瘀型慢性前列腺炎（非特异性）确有较好疗效。

男宝续嗣膏（庞保珍编著《不孕不育中医治疗学》）：淫羊藿，半夏，香附，坤草等药物与香油、章丹按适当比例配合做成硬膏，滩于布上，每张重 30g，贴于脐部，7 天换一次，28 天为一个疗程。治疗肾阳虚、痰湿内蕴、肝郁血瘀所致的男性不育疗效较好。

（7）热熨

热熨法，即通过热的作用，将药力渗透到病变部位。常将药炒热或蒸热，装入布袋中，放在病变部位附近的皮肤上，如神阙、气海、关元、中极等。亦有的将药碾碎，将药放在上述部位，再在药上放盛满热水的热水袋。待温度下降低于体温后，再将药炒热，又重新装入药袋使用，或重新换热水。

热熨法常用的药物多是温阳理气或通关开窍之品，如青盐、葱头、丁香、干姜、艾叶、石菖蒲、车前草、吴茱萸、肉桂、小茴香等。

该法具有温阳散寒、助阳通关开窍的作用，常用于治疗阳痿、缩阳、不射精、前列腺增生等症。应注意温度不宜太高，避免烫伤皮肤。

（8）药物离子透入

药物离子透入法，系将药物煎成药液，然后在药物离子透入机的协助下，达到治疗作用。其治疗原理为电流使电极板下浸有中药药液的纱布垫释放中药离子，并定向导人病变部分及有关穴位。临证必须辨证选药。在男科主要用于前列腺疾病与性功能障碍等

（9）针灸疗法

针灸疗法，包括体针、灸法、埋针、电针、穴位挑治、穴位放血、穴位割治、穴位注射、温针、耳针。

如庞保珍针刺治疗少精不育 128 例：以平补平泻法针刺肾俞、关元、脾俞、足三里，偏肾阳虚配命门；偏肾阴虚配太溪；痰湿内蕴或肝经湿

热配太冲、阴陵泉；肝郁血瘀配血海、期门。每日针刺1次，25日为一个疗程，结果痊愈42例，有效76例，无效10例，总有效率92.19%。

如取穴：命门。隔姜灸，以姜片置命门穴，用艾灸。每日1次，每次灸2～3壮。具有温补肾阳的功效。适用于肾阳虚弱之阳痿、不育等症。

（10）推拿按摩疗法

按摩，是在人体一定部位上，运用各种按摩手法和进行特定的肢体活动来防治疾病的方法。该法有疏通经络、滑利关节、促进气血运行、调整脏腑功能、增强人体抗病能力等作用。

5. 为什么说中医是治疗不孕不育的伟大宝库

中医是中国的国粹，中国医籍历史悠久，浩如烟海，其中有关男性不育，女性不孕的内容非常丰富。

不孕不育症伴随着人类的诞生而存在，它影响着种族繁衍，家庭和睦，因此，伴随着人类诞生而就有的中医医疗活动中，对生育和不孕不育症高度重视也就是很自然的事了，在我国最早的文字殷商的甲骨文字中，已有相当丰富的有关于生育方面的文字亦就不足为奇了。

其后萌芽于殷周的《易经》中提到"天地氤氲，万物化醇，男女构精，万物化生"的关于人类生命起源的论述，揭示了人类生命繁衍的奥秘。书中有"妇三岁不孕"、"妇孕不育"等记载，则是"不孕"、"不育"之最早文字记载。总之，古今医家对不孕不育的研究非常重视，从古至今对不孕不育的研究，是一个不断发展，逐步完善的过程，治疗方法丰富多彩，并取得了丰硕成果。不仅综合医籍有专篇详述，而且涌现出大量的求嗣专著，如万全的《广嗣纪要》、俞桥的《广嗣要语》、徐春甫的《螽斯广育》、蔡龙阳的《螽斯集》（百家名书所刻，改名为《广嗣须知》）、李盛春的《胤嗣全书》、钱大义的《求嗣秘书》、岳甫嘉的《妙一斋医学正印种编》、哀黄的《祈嗣真诠》、胡孝的《种子类纂》、程云鹏的《种嗣玄机》、包诚的《广生篇》、叶天士的《秘本种子金丹》等，还有现已佚失无从查阅的《衍嗣宝训》、《广嗣秘旨》、《集验广嗣珍奇》

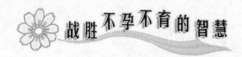

等。足见中医是治疗不孕不育的伟大宝库。

八、男性不育症患者教育与心理调整

1. 情志欢畅促进生育

心理因素是导致男性不育的极其重要的原因之一，自然调畅情志是促进生育的重要一环。淡泊名利，修德养性，才能心情舒畅，从而气血调畅，五脏安和，生殖功能才能正常。心情紧张者通过适当的心理调整，可以使心情放松而快乐起来，圆其生育之梦，所谓心药治心病，方外之方，法外之法。

2. "有心栽花花不开，无心插柳柳成荫"——精神紧张对男性不育症的影响

一部分男士短期内不育时还挺得过去，时间稍长了，就诊次数多了，医师也换的多了，多种的治疗方法也试了，就是不见娃儿落地，就弄得自己心理越来越紧张了，甚至在心理上会受到相当大的打击，丧失了信心。而有些夫妻为满足心理需求就领养了孩子。但是，当领养的孩子逐渐成长，夫妇沉浸于天伦之乐时，却惊喜发现，妻子"有喜"了，这正是"有心栽花花不开，无心插柳柳成荫"。这是为什么呢？研究发现，精神心理因素在男性不育中约占5%。一般认为精神心理状态异常可导致神经内分泌发生紊乱而干扰睾丸生精功能。如精神抑郁、沮丧、悲观等。另外，精神心理因素导致男性性功能障碍也是造成男性不育的常见原因。因此，不育夫妇一定要认识到心理影响的重要性，要学会放松心情。

九、男性不育症的饮食治疗

1. 男性不育的饮食治疗原则是什么

"吃出"健康完美的精子；

"做出"有益精子的美味；

"防止"损害精子的食物。

2. 不育患者应食用哪些含锌比较丰富的食物

缺锌的不育患者除了适当服用锌制剂和酌情选用中药（如补骨脂、枸杞子、仙灵脾、何首乌、菟丝子、女贞子、肉苁蓉等含锌量皆很高）外，还可适当补充苹果、肝、蛋、鱼、肉、花生、核桃、燕麦等含锌较多的动植物。

3. 哪些微量元素和男性生殖能力关系密切

人体的生育活动除了需要蛋白质、碳水化合物、脂肪、维生素、水和钠、钾等元素外，还需要铁、铜、锌、镁、锰、硒等微量元素。

其中，尤其锌与男子生殖能力的关系最为密切。缺锌可影响人体生育的司令部——"脑垂体"，导致分泌促性腺激素减少，精子生成发生障碍。更重要的是锌至少和人体内 70 多种酶有关，尤以 DNA 聚合酶、RNA 聚合酶、胸腺嘧啶苷激酶最重要。缺锌使前列腺的酶系统也发生异常，影响精液的液化与精子的正常运动，导致精子头部的帽状顶体部和精子膜变性，精子游动或穿透卵子的能力大大下降。所以造成不育。Prasad 曾用补锌的方法使性腺功能恢复，第二性征明显改善。临床可用食苹果等方法治疗因缺锌引起的不育。

4. 西瓜与葡萄能增加精子数量

印度的研究人员发现水果可治疗不育问题。有些水果，如西瓜、葡萄、番茄与某些贝壳类动物体内发现的番茄红素，可以增加不育男性的精子数量。研究人员说："在不育男性的体内，番茄红素的含量偏低。"接受调查的男性年龄在二十三岁至四十五岁之间，在实验进行过程中，他们连续三个月，一日两次口服两毫克番茄红素。结果发现，在番茄红素指数和不育症之间存在直接的联系。

在口服番茄红素三个月以后，研究者发现百分之六十七的患者的精子状况有了显著改善。百分之七十三的患者的精子活动更加活跃，百分之六十三的患者的精子结构有了改善。

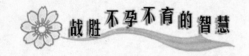

5. 南瓜子能提高精子质量

经常适量吃南瓜叶与南瓜子会有助于男性提高精子质量。营养学家指出，很多植物和健康食品都有助于增加精子数量和提高精子质量。从南瓜叶中提取的新鲜深绿色汁液用同量的鲜奶稀释，每天一杯可以起到很强的滋补作用，有助于男性增加性欲，提高精子质量，恢复生殖能力。南瓜子中含有丰富的锌与维生素 C，锌元素不但可以促进睾丸激素的分泌，还可以增加精子数量，维生素 C 也有提高精子质量的作用。

6. 派"将"增"兵"，"建功立业"的佳肴——少精子症的食疗方

（1）肾阳不足证

药膳 1：韭菜虾仁炒鸡蛋。

组成：韭菜 150 克，鲜虾仁 150 克，鸡蛋 1 只。

制法与用法：韭菜炒虾仁、鸡蛋，一日 1 次。

药膳 2：双鞭壮阳汤

组成：牛鞭 1000 克，狗鞭 100 克，羊肉 1000 克，菟丝子 100 克，肉苁蓉 60 克，枸杞子 100 克，肥母鸡肉 500 克，绍酒 50 毫升，花椒、生姜、葱白、味精、猪油、精盐适量。

制法与用法：将牛鞭用水发胀，顺尿道对半剖开，用清水洗净，再用冷水漂 30 分钟；狗鞭用菜油炒泡，以温水泡约 30 分钟，刷洗干净；羊肉洗净后，用沸水余去血水，再以水漂洗。此三者放入锅中，加入清水，武火煮沸，撇去浮沫，放入上药，同煮至肥母鸡肉六成熟时，用洁净纱布滤去汤中的药。再武火煮沸后，改用文火煮，每隔 30 分钟翻动一下，防止粘锅。煮至牛鞭、狗鞭熟烂时，取出牛鞭、狗鞭和羊肉、鸡肉切片，调味食肉饮汤。

（2）肾精亏损证

药膳：海参糯米粥。

组成：海参 30 克，糯米 100 克。

制法与用法：先将海参浸透，剖洗干净，切片煮烂，后入糯米煮成

稀粥，调味服食，可供早餐用。

（3）气血两虚证

药膳：当归黄芪羊肉汤

组成：当归30克，黄芪30克，生姜65克，羊肉250克。

制法与用法：将羊肉洗净切块，生姜切丝，当归、黄芪用纱布包好，放瓦锅内加水适量，炖至羊肉烂熟；去药渣，调味服食，一日1次，每月连服5至7次。

7. 弱精症的饮食疗法

（1）肾阳不足证

药膳：肉苁蓉粥

组成：肉苁蓉30克，羊肉100克，粳米150克，葱、姜少许。

制法与用法：取肉苁蓉入砂锅先煮烂，然后去渣，再入精羊肉、粳米煮粥。待粥将成时，加入葱、姜少许，再煮一、二沸即可服食。

（2）肾精亏虚证

药膳：山药汤丸

组成：生山药150克，白糖150克，胡椒面少许，糯米250克。

制法与用法：生山药洗净、蒸熟、去皮，放在大碗中，加白糖、胡椒面少许，以勺压拌调匀成泥馅备用；糯米水磨粉，调水适量，揉拌成软料，再与山药馅包成汤丸，煎、煮熟即可食用。

（3）肝经湿热证

药膳：赤小豆粥

组成：赤小豆100克，粳米100克。

制法与用法：先将赤小豆浸泡半日，同粳米煮粥，供早晚餐温热服食。

8. 药膳起"死"回生——死精症的饮食疗法

（1）肾气虚证

药膳：黄精母鸡煎

第三部分 男性不育症

组成：黄精 20 克，大枣 20 克，山药 30 克，羊睾丸 1 对，母鸡 1 只（去毛，去五脏，洗净）。

制法与用法：将上药装入鸡膛内，大枣去核，切成小块，置锅内加水适量，文火煮烂。去药渣，食鸡肉、羊睾丸和大枣。

（2）肾阳虚证

药膳：羊睾丸巴戟汤

组成：羊睾丸 1 对，巴戟天 10 克，仙茅 10 克。

制法与用法：将睾丸切开，二药研末放入睾丸内合好，置锅内蒸熟，分 6 次服完，一日 2 次。

（3）肾阴虚证

组成：山药杞子粥

药膳：山药 50 克，枸杞子 10 克，桑椹子 15 克，粳米 30 克。

制法与用法：常法每日煮粥温服。

9. 阳痿的饮食疗法

（1）肝气郁结证

临床表现：阳事不举，情志抑郁，胸胁胀满，急躁易怒，善太息，舌质淡红，苔薄白，脉弦。

治法：疏肝解郁，通络振痿。

药膳：香附米炖猪尾（《常见慢性病营养配餐与食疗·性功能障碍》）

组成：香附子 20g，猪尾 1 具，酱油 5g，葱花 3g，米醋 2g。

制法与用法：①将香附子用干净双层纱布包，猪尾去毛洗净，切成段。②香附、猪尾同入沙锅中，加水 600 毫升，大火煮沸后打去浮沫，改小火炖至猪尾烂熟，去香附子包，加酱油搅匀，起锅后加醋、葱花即成。佐餐食用，吃猪尾喝汤。每日 1 次。

（2）命门火衰证

临床表现：阳事不举，面色㿠白，头晕目眩，精神萎靡，腰膝酸软，畏寒肢冷，耳鸣。舌淡，苔白，脉沉细。

治法：温肾填精，振阳兴痿。

药膳1：枸杞羊肾粥(《饮膳正要》)

组成：枸杞叶250g（或枸杞子30g），羊肉60g，羊肾1个，粳米60g，葱白2茎，盐适量。

制法与用法：将新鲜羊肾剖开，去内筋膜，洗净，细切；羊肉洗净切碎；煮枸杞叶取汁，去渣。也可用枸杞叶切碎，同羊肾、羊肉、粳米、葱白一起煮粥。待粥成后，入盐少许，稍煮即可。每日早晚服用。

使用注意：外感发热或阴虚内热及痰火壅盛者忌食。

药膳2：伟岸汤(《常见慢性病营养配餐与食疗·性功能障碍》)

组成：枸杞子30g，菟丝子15g，肉苁蓉30g，川牛膝15g，全蝎9g，羊外肾1对。

制法与用法：①将枸杞子、菟丝子、肉苁蓉、川牛藤、全蝎，加水500毫升，在沙锅中连煎两次，滤去渣，合并两次滤液约300毫升。②将药液与羊外肾（羊睾丸）同煮，加料酒5毫升、生姜5克、盐2克，煮至羊肾烂熟，吃羊肾、喝汤。

药膳3：单鞭救主(《常见慢性病营养配餐与食疗·性功能障碍》)

组成：牛鞭1具，羊肉100g，鸡肉300g，枸杞子30g，菟丝子30g，肉苁蓉30g。

制法与用法：①将牛鞭（公牛阴茎及睾丸），用温水浸泡发胀，去净表皮，顺尿道对剖成块，睾丸也剖开，用清水洗净后，放入沸水中汆一下，去腥膻味，捞入凉水中漂洗，待用。②将加工后的牛鞭放入锅中，加清水2000毫升，煮沸后撇去浮沫，加花椒5克、老姜、料酒各10克、加入鸡肉、羊肉，再大火煮沸；滤去汤中花椒、姜，再置火上，加入装有枸杞子、菟丝子、肉苁蓉的纱布袋（扎紧袋口），继续煨炖、至牛鞭酥烂为止。③将牛鞭、羊肉、鸡肉捞出，切成细条，加食盐2克，冲入热汤即可食用。吃法：每日1次，每次吃肉100克，汤1小碗。

药膳4：菟丝粥(《常见慢性病营养配餐与食疗·性功能障碍》)

组成：菟丝子15g，韭菜籽10g，粳米100g。

制法与用法：①将菟丝子、韭菜籽小火炒熟；②与粳米煮成粥即成。

药膳 5：鸡肉炖虫草(《常见慢性病营养配餐与食疗·性功能障碍》)

组成：鸡肉 250g，虫草 10g，料酒 5g，食盐 2g，胡椒粉 2g。

制法与用法：选雄鸡宰杀后取净鸡肉；虫草洗净泥土。将鸡肉、虫草放入砂锅中，加清水 1500 克、料酒，大火煮沸后打去浮沫，加入食盐，改小火炖至鸡肉烂熟，吃时汤中放胡椒粉。早、晚空腹吃鸡肉、虫草、喝汤。

（3）心脾两虚证

临床表现：阳痿，精神不振，失眠健忘，胆怯多疑，心悸自汗，纳少，面色无华。舌淡，苔薄白，脉细弱。

治法：益气补血，健脾养心。

药膳：桂圆枣粥(《中医药膳与食疗》)

组成：桂圆肉 15g，红枣 3~5 枚，粳米 100g。

制法与用法：将原料置砂锅中加入清水，如常法煮粥，喜甜食者可加红糖少许调味。每日食 1 次，连食 15 天，也可间断食用。

（4）湿热下注证

临床表现：阴茎痿软，勃而不坚，阴囊潮湿气臊，下肢酸重，尿黄，解时不畅，余沥不尽。舌红，苔黄腻，脉滑数。

治法：清热利湿。

药膳：滑石粥(《太平圣惠方》)

组成：滑石 20g，粳米 50g，白糖适量。

制法与用法：将滑石磨成细粉，用布包扎，放入煲内，加水 500ml，中火煎煮 30 分钟后，弃布包留药液。粳米洗净入煲，注入滑石药液，加水适量，武火煮沸后文火煮成粥。粥成调入白糖，温热食用。每日 2 次，每次 1 碗。

使用注意：滑石粥有通利破血的能力，孕妇应忌服；脾胃虚寒，滑精及小便多者亦不宜服用。

（5）瘀血阻络证

临床表现：阴茎痿软，伴见睾丸刺痛，胸胁胀闷窜痛，性情急躁，胁下痞块，或腹、腰、阴部刺痛。舌质紫暗或有瘀斑瘀点，脉涩。

治法：活血化瘀，通络振痿。

药膳：木耳炒鸡片（《慢性疾病营养美味配餐图谱·性功能障碍》）。

组成：黑木耳6克，鸡脯肉250克，橄榄油15克，食盐适量，姜粒5克，葱花5克。

制法与用法：将黑木耳温水发涨，鸡脯肉洗净切片；

锅中橄榄油烧热，下姜粒炒香，鸡片炒半熟，再下木耳、盐炒匀炒熟，撒上葱花即成。

（6）阴虚火旺证

临床表现：阳器易兴却痿软无用，动念即泄，头晕健忘，耳鸣腰酸，五心烦热，舌红，少苔或苔薄黄，脉细数。

治法：滋阴降火。

药膳：地骨皮饮（《千金要方》）。

组成：地骨皮15g，麦门冬6g，小麦6g。

制法与用法：上3味加水煎煮，至麦熟为度，去渣取汁，代茶频饮。

（7）惊恐伤肾证

临床表现：阳痿，胆怯多疑，精神苦闷，心悸失眠，舌淡，苔薄，脉弦细。

治法：宁心安神，补肾振痿。

药膳：雀儿药粥（《太平圣惠方》）

组成：雀儿10枚（剥去皮毛，剁碎），菟丝子30g（酒浸3日，晒干，捣为末），覆盆子30g，五味子30g，枸杞子30g，粳米60g，酒60g。

制法与用法：上为末。将雀肉先以酒炒，入水3大盏，次入米煮粥，欲熟，下药末10g，搅转，入五味调令匀，更煮熟，空心食之。

使用注意：本方功能壮阳，凡阴虚火旺、性机能亢进者不宜服用。

（8）寒滞肝脉证

临床表现：阴茎痿软，性欲减退，阴茎、睾丸冷痛牵引小腹、少腹，得热稍舒，遇寒加重。舌质淡，苔白，脉沉弦。

治法：温经暖肝，散寒振痿。

药膳：吴茱萸粥(《食鉴本草》)

组成：吴茱萸 2g，粳米 50g，生姜 2 片，葱白 2 茎。

制法与用法：将吴茱萸碾为细末。粳米洗净先煮粥，待米熟后再下吴茱萸末及生姜、葱白，文火煮至沸腾，数滚后米花粥稠，停火盖紧焖 5 分钟后调味即成。早、晚乘温热服，随量食用，一般以 3～5 天为一疗程。

使用注意：吴茱萸气味浓烈，温中力强，故用量宜小，不宜久服。

(9) 肝血亏虚证

临床表现：阴茎痿软，伴见眩晕耳鸣，面色无华，夜寐多梦，肢体麻木，关节拘急不利，爪甲不容，视力减退，舌质淡，苔白，脉细。

治法：补血养肝。

药膳1：归参炖母鸡(《乾坤生意》)

组成：当归身 15g，党参 15g，母鸡 1500g，生姜、葱、料酒、食盐各适量。

制法与用法：将母鸡宰杀后，去掉杂毛与内脏，洗净；再将洗净切片的当归、党参放入鸡腹内，置砂锅中，加入葱、姜、料酒等，掺入适量的清水，武火煮至沸后，改用文火炖至鸡肉熟透即成。可分餐食肉及汤。

使用注意：外邪未净及热性病患者不宜食用。

药膳2：参芪炖鲜胎盘(《实用食疗方精选》)

组成：鲜胎盘 1 个，黄芪 60g，潞党参 60g，当归身 20g，生姜 15g。

制法与用法：将鲜胎盘割开血管，用清水洗漂干净，置沸水中煮 2～3 分钟，及时捞出，放入锅内，再将洗净的党参、黄芪、当归身一并放入，加水适量，置武火上烧至欲沸时，除去浮沫；然后加入洗净拍破的生姜，改用文火，炖至胎盘熟透，趁热食用胎盘及汤。可分次服完，日服 2～3 次。

使用注意：血虚有热之证不宜服用。

药膳3：阿胶羊肝(《中医饮食疗法》)

组成：阿胶 15g，鲜羊肝 50g，水发银耳 3g，青椒片 3g，白糖 5g，胡椒粉 3g，绍酒 10g，酱油 3g，精盐 2g，味精 5g，香油 5g，淀粉 10g，蒜末 3g，姜 3g，葱 5g。

制法与用法：将阿胶放于碗内，加入白糖和适量清水，上屉蒸化。羊肝切薄片，放入碗内，加入干淀粉搅拌均匀备用。另用 1 小碗，加入精盐、酱油、味精、胡椒粉、淀粉勾兑成汁。炒锅内放入 500g 油，烧五成热时，将肝片下人油中，滑开滑透，倒入漏勺内沥去油。炒锅内留少许底油，放入姜葱炸锅，加入青椒、银耳，烹人绍酒，倒入滑好的肝片、阿胶汁，翻炒几下，再把兑好的芡汁泼人锅内，翻炒均匀，加香油即成。

使用注意：阿胶性质滋腻，有碍消化，故脾胃虚弱，食欲不振，大便溏薄者忌服。如有外感表证未愈者，亦不宜用。

药膳4：猪肝羹(《太平圣惠方》)

组成：猪肝 100g，葱白 15g，鸡蛋 2 枚，豆豉 5g。

制法与用法：将猪肝切成小片，加盐、酱油、料酒、淀粉，抓匀；葱白切碎；鸡蛋打散。备用。先以水煮豆豉至烂，下人猪肝、葱白，临熟时将鸡蛋倒入。佐餐食之。

(10) 痰湿阻络证

临床表现：阴茎痿软，体倦易疲，晨起痰多，头晕目眩，肢体困重，胃脘痞满或见胸闷、泛恶，口中粘腻，舌胖大有齿痕，舌质淡苔白腻，脉滑。

治法：化痰，祛湿，通络。

药膳1：薏苡仁粥(《本草纲目》)

组成：薏苡仁 60g，粳米 60g，盐 5g，味精 2g，香油 3g。

制法与用法：将薏苡仁洗净捣碎，粳米淘洗，同入煲内，加水适量，共煮为粥。粥熟后调入盐、味精、香油，温热食之，日服 2 次。

使用注意：本粥为清补健胃之品，功力较缓，食用时间需长，方可奏效。大便秘结及孕妇慎用。

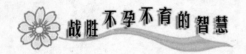

药膳 2：半夏山药粥(《药性论》)

组成：半夏 10g，山药 20g。

制法与用法：半夏先煮半小时，去渣取汁一大碗。山药研成粉，放入半夏汁内，煮沸搅成糊状即可食。分 2 次早晚温服。

使用注意：半夏有小毒，宜制成法半夏后使用，且煎煮时间宜长，去其毒性。

药膳 3：神仙富贵饼(《遵生八笺》)

组成：炒白术、九节菖蒲各 250g，山药 1kg，米粉适量。

制法与用法：白术、菖蒲用米泔水浸泡 1 天，切片，加石灰一小块同煮熟，以减去苦味，去石灰不用；然后加入山药共研为末，再加米粉适量和少量水，做成饼，蒸熟食之。服食时可佐以白糖。

十、男性不育症的运动治疗

1. 适量增加运动与合理减少饮食——科学控制体重促进生殖健康

合理膳食，适量运动是促进健康的有利方式，尤其是对那些肥胖性的不育症患者来说，就更加重要了。科学的增加运动，采取最好的步行运动方式，以快步走，微汗出的最佳有氧代谢运动方式，适量减少饮食，采取这样科学的减肥方式，可增强体质，提高精子的质量，促进生育能力。

2. 生命在于科学的运动

运动的目的在于促进健康，切忌争强好胜，过度等不科学的运动伤害身体，从而降低精子的质量，因此，增强体质、促进生殖健康关键在于科学运动。

十一、男性不育症的药物治疗

1. 不育症的中医辨证论治

男性不育系夫妇婚后同居 1 年以上，性生活正常，未采用避孕措施而未受孕，其原因属于男方者。对育龄夫妇同居时间认识不一，有主张同居 2 年者。

（1）肾阳不足证

临床表现：婚久不育，性欲减退，阳痿早泄（俗称"快枪手"），精子数少、成活率低、活动力弱，或射精无力；伴形寒肢冷，腰酸腿软，疲乏无力，小便清长，夜尿多。舌质淡，苔薄白，脉沉细。

治法：温补肾阳，填精继嗣。

方药：淫羊赞育丹（庞保珍编著《不孕不育中医治疗学》）。淫羊藿、鹿茸、仙茅、巴戟天、蛇床子、韭子、山茱萸、枸杞子、杜仲、人参、熟地黄、当归。

中成药：右归丸：口服，一次 1 丸，一日 3 次；或复方玄驹胶囊：口服，一次 3 粒，一日 3 次；或海龙胶口服液：口服。一次 40 毫升（2 支），一日 1~2 次；或龟龄集：口服，一次 2 粒，一日 1 次，早饭前 2 小时用淡盐水送服。

（2）肾阴不足证

临床表现：婚久不育，遗精滑泄，精液量少，精子数少，精子活动力弱或精液黏稠不化，畸形精子较多；头晕耳鸣，腰膝酸软，手足心热；舌质红，少苔，脉沉细。

治法：滋补肾阴，益精续嗣。

方药：济阴衍宗丹（庞保珍编著《不孕不育中医治疗学》）。熟地黄、山药、山茱萸、阿胶、龟板胶、紫河车、鹿茸、菟丝子、五味子、覆盆子、淫羊藿、车前子。

中成药：六味地黄颗粒：开水冲服，一次 5 克，一日 2 次。

（3）肝郁血瘀证

临床表现：婚久不育，性欲低下，阳痿不举，或性交时不能射精，精子稀少、活力下降；情志抑郁，胸胁胀痛，善太息，或射精时茎中作痛，或睾丸胀痛。舌质暗红或有瘀点，脉弦或涩。

治法：舒肝解郁，益精种子。

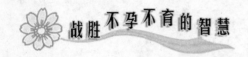

方药：逍遥毓麟丹（庞保珍编著《不孕不育中医治疗学》）。柴胡、香附、当归、白芍、白术、牡丹皮、王不留行、五味子、枸杞子、菟丝子、覆盆子、车前子。

中成药：血府逐瘀口服液：口服。一次 1 支，一日 3 次。

（4）湿热下注证

临床表现：婚久不育，阳事不兴或勃起不坚，精子数少或死精子较多；胸脘满闷，食少纳呆，口中粘腻，大便黏滞不爽，小腹急满，小便短赤，舌质红，苔黄厚腻，脉滑数。

治法：清热利湿，康精赞育。

方药：草薢祈嗣丹（庞保珍编著《不孕不育中医治疗学》）。草薢、茯苓、石菖蒲、乌药、甘草、薏苡仁、黄柏、滑石、车前子、牡丹皮、菟丝子、淫羊藿。

中成药：龙胆泻肝丸：口服。一次 3~6 克，一日 2 次。

（5）气血两虚证

临床表现：婚久不育，性欲减退，阳事不兴，或精子数少、成活率低、活动力弱；神疲倦怠，面色无华；舌质淡，苔薄白，脉沉细无力。

治法：补益气血，生精毓麟。

方药：芪归螽斯丹（庞保珍编著《不孕不育中医治疗学》）。黄芪、当归、熟地黄、白芍、川芎、人参、白术、茯苓、甘草、菟丝子、巴戟天、车前子。

中成药：复方阿胶浆：口服。一次 20 毫升，一日 3 次。

2. 少精子症的中医辨证论治

少精子症是指生育期男性具备正常的性功能，在禁欲 3~7 日后，3 次以上精液化验精子密度均低于 $20 \times 10^6/ml$，而多于 0 者。过去一般认为精子计数不得少于 $60 \times 10^6/ml$，近年来国内外专家已把精子计数 2000 万/ml 至 2 亿/ml 定为正常界限。该症统属中医的"精少"、"精清"、"精薄"等病证。

精子密度对生育力的影响较大，而精子计数并非恒定不变，在各种客观因素的影响下，同一个体在不同时间和不同环境，可以出现完全不同的结果。这些因素包括禁欲时间、身体状况、精神因素、休息好坏、检验技术等。故一般认为必须连续检查三次以上，方能做出定论。在判断病人生育能力时，应将精子成活率、精子活动力、精子畸形率等各项指标予以综合分析，才能得出比较正确的结论。

（1）肾精亏损证

临床表现：婚久不育，精子减少，精液量少或稀薄。腰膝酸软，神疲乏力，健忘，头晕耳鸣，咽干盗汗。舌淡，苔白，脉弱。

治法：滋肾填精。

方药：添精赞育丹（庞保珍编著《不孕不育中医治疗学》）。黄精、鹿角胶、制首乌、菟丝子、桑椹、枸杞子、山茱萸、淫羊藿、续断、生地黄、当归、车前子。

中成药：蚕蛹补肾胶囊：饭后口服。一次2粒，一日2次。或麒麟丸：口服，一次6克，一日2~3次。

（2）肾阳不足证

临床表现：婚久不育，精清精冷，精子数目减少。全身乏力，畏寒肢冷，腰膝酸软，或有性欲减退，阳痿，小便清长，夜尿频多。舌质淡，苔白，脉沉细或沉迟。

治法：温肾壮阳。

方药：益火衍宗丸（庞保珍编著《不孕不育中医治疗学》）。鹿角胶、巴戟天、附子、肉桂、菟丝子、枸杞子、淫羊藿、熟地黄、山药、杜仲、当归、石菖蒲。

中成药：右归丸：口服，一次1丸，一日3次；或复方玄驹胶囊：口服，一次3粒，一日3次；或海龙胶口服液：口服。一次40毫升（2支），一日1~2次；或龟龄集：口服。一次2粒，一日1次，早饭前2小时淡盐水送服。

（3）气血两虚证

临床表现：婚久不育，精子数目减少。面色萎黄，爪甲苍白，神疲

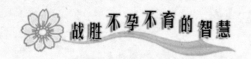

乏力，心悸气短，失眠多梦。舌淡胖嫩，脉细而弱。

治法：补益气血。

方药：八珍种子丸（庞保珍编著《不孕不育中医治疗学》）。熟地黄、当归、白芍、川芎、人参、白术、茯苓、甘草、川断、淫羊藿、菟丝子。

中成药：复方阿胶浆：口服。一次20毫升，一日3次。

（4）湿热下注证

临床表现：婚久不育，精子数目减少，精液黏稠而不液化，口苦咽干，胸胁胀满，少腹或会阴不适。舌质红，苔黄腻，脉滑数。

治法：清热利湿，兼补阴精。

方药：龙六继嗣丹（庞保珍编著《不孕不育中医治疗学》）。龙胆草、黄柏、栀子、萆薢、败酱草、薏苡仁、车前子、茯苓、牡丹皮、熟地黄、山药、山茱萸。

中成药：龙胆泻肝丸：口服。一次3~6克，一日2次。

（5）气滞血瘀证

临床表现：婚久不育，精子数目少，精液量少。伴面色紫暗，皮肤粗糙，少腹不适，茎中刺痛，舌暗红或有瘀斑，脉弦涩。

治法：行气活血，化瘀生精。

方药：柴穿聚精丹（庞保珍编著《不孕不育中医治疗学》）。柴胡、穿山甲、桃仁、红花、赤芍、川芎、当归、路路通、水蛭。

中成药：血府逐瘀口服液：口服。一次1支，一日3次。

3. 弱精子症的中医辨证论治

对于精子活力的评价，WHO的标准是：a级（快速直线运动）达到25%以上，或a加b级（慢速直线运动）之和大于50%。那么，弱精子症则指a级精子少于25%，或a级加b级精子少于50%。弱精子症又名精子活力低下。中医无此病名及记载，但本病与中医"精寒"、"精冷"等证有关。

（1）肾阳不足证

临床表现：精子活力：a级精子少于25%，或a级加b级精子少于

50%，婚久不育，阳痿早泄（俗称"快枪手"），形寒肢冷，腰膝酸软，小便清长，夜尿频多。舌质淡胖，苔白润，脉沉细迟或微细。

治法：温补肾阳，活精助育。

方药：巴戟续嗣丹（庞保珍编著《不孕不育中医治疗学》）。巴戟天、淫羊藿、肉苁蓉、鹿茸、菟丝子、川断、当归、熟地黄、山茱萸、山药、人参。

中成药：右归丸：口服，一次1丸，一日3次；或复方玄驹胶囊：口服，一次3粒，一日3次；或海龙胶口服液：口服。一次40毫升（2支），一日1~2次；或龟龄集：口服。一次2粒，一日1次，早饭前2小时淡盐水送服。

（2）肾精亏虚证

临床表现：精子活力：a级精子少于25%，或a级加b级精子少于50%，婚久不育，腰膝酸软，耳鸣或耳聋，眩晕神疲，健忘恍惚，发脱齿摇，舌淡，苔薄白，脉沉细。

治法：补益肾精，活精助育。

方药：济精丹（庞保珍编著《不孕不育中医治疗学》）。鹿茸、鱼鳔胶、紫河车、熟地黄、山茱萸、枸杞子、淫羊藿、菟丝子、川断、车前子。

中成药：蚕蛹补肾胶囊：温肾助阳，生精益髓。饭后口服。一次2粒，一日2次。或麒麟丸：口服，一次6克，一日2~3次。

（3）气血两虚证

临床表现：精子活力：a级精子少于25%，或a级加b级精子少于50%，婚久不育，神疲乏力，面色萎黄，心悸气短，食少便溏，形体瘦弱，舌质淡胖，边有齿痕，苔薄白，脉弱。

治法：补气养血，益精助育。

方药：八珍种子丸（庞保珍编著《不孕不育中医治疗学》）。熟地黄、当归、白芍、川芎、人参、白术、茯苓、甘草、川断、淫羊藿、菟丝子。

中成药：复方阿胶浆：口服。一次20毫升，一日3次。

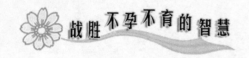

（4）湿热下注证

临床表现：精子活力：a 级精子少于 25%，或 a 级加 b 级精子少于 50%，精液多黏稠色黄不液化，婚久不育，两目红赤，胁肋胀痛，阴囊湿痒，睾丸肿胀热痛，小便短赤，大便干结，舌红，苔黄腻，脉弦数。

治法：清热利湿，益精助育。

方药：清化子春丹（庞保珍编著《不孕不育中医治疗学》）。苍术、厚朴、陈皮、半夏、薏苡仁、车前草、萆薢、滑石、栀子、黄芩、茯苓、莱菔子。

中成药：龙胆泻肝丸：口服。一次 3~6 克，一日 2 次。

4. 死精症的中医辨证论治

精液化验死精子在 40% 以上者，称为死精症，又称死精子过多症。精子的活动能力与精浆质量密切相关。精浆由附睾、精囊、前列腺、尿道球腺和尿道旁腺的联合分泌物组成，它不仅是输送精子所必需的介质，而且含有维持精子生存和激发精子活动的必需物质。精浆中果糖的含量与精子的活动关系更为密切。中医文献中没有"死精症"的病名，但中医所言"肾虚"、"精寒艰嗣"、"精热"、"精浊"等证与本症相关。

（1）肾气不足证

临床表现：婚久不育，死精子过多，多伴有精子活动力低下，或精子畸形率增高。或伴有性欲低下，阳痿早泄，射精无力，腰膝酸软，神疲乏力，头晕耳鸣，面色少华，舌淡、苔薄白，脉弱。

治法：温补肾气，活精助育。

方药：子衍丹（庞保珍编著《不孕不育中医治疗学》）。枸杞子、菟丝子、覆盆子、车前子、五味子、蛇床子、韭子、桑椹、王不留行、川楝子。

中成药：蛤蚧补肾胶囊：口服。一次 3 粒，一日 3 次。或五子衍宗片：口服。一次 6 片，一日 3 次。

（2）肾阳亏虚证

临床表现：婚久不育，死精子过多，精清冷，伴见形寒肢冷，阳痿早泄，面色白，精神不振，腰膝酸软，小便清长，夜尿多，舌质胖，脉沉细。

治法：温肾壮阳，活精助育。

方药：淫羊赞育丹（庞保珍编著《不孕不育中医治疗学》）。淫羊藿、鹿茸、仙茅、巴戟天、蛇床子、韭子、山茱萸、枸杞子、杜仲、人参、熟地黄、当归。

中成药：右归丸：口服，一次 1 丸，一日 3 次；或复方玄驹胶囊：口服，一次 3 粒，一日 3 次；或海龙胶口服液：口服。一次 40 毫升（2支），一日 1~2 次；或龟龄集：口服。一次 2 粒，一日 1 次，早饭前 2 小时淡盐水送服。

(3) 阴虚火旺证

临床表现：婚久不育，死精子过多，精量少而黄，腰膝酸软，耳鸣，五心烦热，潮热盗汗，口感咽燥，会阴部隐隐坠痛，舌质红少苔或无苔，脉细数。

治法：滋阴降火，活精助育。

方药：壮水起子丹（庞保珍编著《不孕不育中医治疗学》）。知母、黄柏、生地黄、山药、山茱萸、当归、牡丹皮、土茯苓、重楼、续断、淫羊藿、甘草。

中成药：乌灵胶囊：口服。一次 3 粒，一日 3 次。或大补阴丸：口服。水蜜丸，一次 6 克，一日 3 次；大蜜丸一次 1 丸，一日 2 次。或龟甲养阴片：口服。一次 8~10 片，一日 3 次。

(4) 肝郁血瘀证

临床表现：婚久不育，死精子过多，情志抑郁，胸胁胀痛，善太息，或射精时茎中作痛，或睾丸胀痛。舌质暗红或有瘀点，脉弦或涩。

治法：疏肝理气，化瘀活精。

方药：开郁活精丹（庞保珍编著《不孕不育中医治疗学》）。柴胡、香附、当归、白芍、甘草、茯苓、白术、牡丹皮、仙茅、淫羊藿、川断。

中成药：血府逐瘀口服液：口服。一次 1 支，一日 3 次。

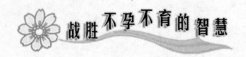

（5）脾胃虚弱证

临床表现：婚久不育，死精子过多，面色萎黄，形体消瘦，神疲乏力，食欲不振，脘痞腹胀，肠鸣腹泻，舌质淡胖有齿痕，苔薄白，脉缓无力。

治法：健脾益胃，活精助育。

方药：济脾子春丹（庞保珍编著《不孕不育中医治疗学》）。人参、白术、茯苓、甘草、鸡内金、黄芪、当归、砂仁、陈皮、川断。

中成药：人参归脾丸：口服。一次1丸，一日2次。

（6）湿热内蕴证

临床表现：婚久不育，死精子过多，或伴畸形精子增多，或有阳痿早泄，形体较丰，头晕脑胀，胸脘满闷，食少纳呆，口中黏腻，大便黏滞不爽，舌质红，苔黄厚腻，脉滑数。

治法：清热化湿，活精赞育。

方药：清化子春丹（庞保珍编著《不孕不育中医治疗学》）。苍术、厚朴、陈皮、半夏、薏苡仁、车前草、萆薢、滑石、栀子、黄芩、茯苓、莱菔子。

中成药：龙胆泻肝丸：口服。一次3~6克，一日2次。

5. 血精的中医辨证论治

精液中夹有血液，或精液镜检有红细胞，即称血精。其中有肉眼血精和镜下血精之分，肉眼就能见到精中有血，称为肉眼血精；精液外观一般无异常，仅显微镜下可发现有少量红细胞，称为镜下血精。传统中医学所指血精主要是指肉眼血精，现代中医学所指的血精也包括镜下血精。血精之名，最早见于隋·曹元方《诸病原候论》，称为"精血"。本病相当于中医学"精血"、"精血杂出"、"半精半血"、"赤浊"等病。

（1）湿热下注证

临床表现：血精量多，色红或暗红，射精疼痛，伴会阴潮湿，小便短赤，或淋漓不尽，或兼尿频、尿急、尿痛，口干苦而黏。舌质红，苔黄腻，脉滑数。

治法：清热化湿，凉血止血。

方药：清化定血汤（庞保珍编著《不孕不育中医治疗学》）。苍术、黄柏、薏苡仁、土茯苓、车前子、马齿苋、小蓟、牡丹皮、龙胆草。

中成药：龙胆泻肝丸：口服。一次 3~6 克，一日 2 次。

（2）阴虚火旺证

临床表现：血精鲜红量少，或兼射精疼痛，伴五心烦热，潮热盗汗，腰膝酸软，形体消瘦，口干咽燥，舌质红，少苔，脉细数。

治法：滋阴泻火，凉血安络。

方药：壮水固血汤（庞保珍编著《不孕不育中医治疗学》）。熟地黄、山药、山茱萸、牡丹皮、知母、黄柏、小蓟、女贞子、旱莲草、龟甲、鳖甲。

中成药：大补阴丸：口服。水蜜丸，一次 6 克，一日 3 次；大蜜丸一次 1 丸，一日 2 次。或龟甲养阴片：口服。一次 8~10 片，一日 3 次。

（3）瘀血阻滞证

临床表现：血精，日久不愈，精色暗红，或夹血块及血丝，射精疼痛，会阴或阴茎疼痛，或有外伤手术史，舌质暗红，或有瘀斑瘀点，脉沉细涩。

治法：活血止血，化瘀通络。

方药：三七归经汤（庞保珍编著《不孕不育中医治疗学》）。三七、熟地黄、当归、赤芍、川芎、桃仁、红花、马齿苋、蒲黄、阿胶。

中成药：云南白药胶囊：口服，一次 1~2 粒，一日 4 次。

（4）脾肾气虚证

临床表现：血精反复发作，日久不愈，精色淡红，神疲乏力，面色无华，食少便溏，头晕腰酸，阴部坠酸不适，小便不利或清长。舌质淡胖，脉沉细无力。

治法：补肾健脾，益气摄血。

方药：济气摄血汤（庞保珍编著《不孕不育中医治疗学》）。熟地黄、山药、当归、枸杞子、山萸肉、五味子、人参、黄芪、白术、茯苓、阿

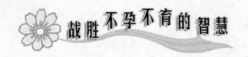

胶、蒲黄。

中成药：无比山药丸：口服。一次9克，一日2次。

6. 畸形精子症的中医辨证论治

精液检查畸形精子数超过30%，即为畸形精子症，又称畸形精子过多症、特发性畸形精子症。中医古籍无"畸形精子症"的名称，因其结果会引起不育，故也属于"无子"或"不育"范畴。

（1）肾阳不足证

临床表现：婚久不育，精液清冷，精子畸形率高，阳痿早泄，腰膝酸软，畏寒肢冷，小便清长，夜尿频多，舌质淡胖，苔薄而滑，脉沉细或沉微。

治法：温补肾阳，赞精助育。

方药：济阳赞育丹（庞保珍编著《不孕不育中医治疗学》）。巴戟天、菟丝子、仙茅、淫羊藿、肉苁蓉、川断、韭菜子、蛇床子、鹿茸、熟地黄、山茱萸、当归。

中成药：右归丸：口服，一次1丸，一日3次；或复方玄驹胶囊：口服，一次3粒，一日3次；或海龙胶口服液：口服。一次40毫升（2支），一日1~2次；或龟龄集：口服，一次2粒，一日1次，早饭前2小时淡盐水送服。

（2）阴虚火旺证

临床表现：婚久不育，畸形精子过多，精液量少，遗精滑精，形体消瘦，腰膝酸软，五心烦热，头晕耳鸣，失眠盗汗，口干咽燥，健忘，舌红，少苔，脉细数。

治法：滋阴补肾，降火益精。

方药：济阴赞精丹（庞保珍编著《不孕不育中医治疗学》）。熟地黄、山药、山茱萸、牡丹皮、泽泻、五味子、枸杞子、菟丝子、车前子、淫羊藿、知母、黄柏。

中成药：大补阴丸：口服。水蜜丸，一次6克，一日3次；大蜜丸一次1丸，一日2次。或龟甲养阴片：口服。一次8~10片，一日3次。

（3）湿热下注证

临床表现：婚久不育，畸形精子过多，精液黏稠或不液化，或白细胞增多，有脓细胞，常伴有尿频、尿急、尿痛，小便短赤，或尿道灼热疼痛，腰酸，下肢沉重，神疲乏力，口苦心烦，舌红，苔黄腻，脉滑数。

治法：清热利湿，解毒振精。

方药：清解振精丹（庞保珍编著《不孕不育中医治疗学》）。萆薢、薏苡仁、土茯苓、黄柏、栀子、滑石、车前子、山药、白术、淫羊藿。

中成药：三金片：口服。一日3次，一次3片。

7. 精液不液化的中医辨证论治——斩断"绳索"的利剑

正常射出的精液呈液体状态，但立即凝固成胶冻状，约经60分钟就液化成水样液体，此一过程称为精液的液化，属正常的生理现象。如精液排出体外，超过60分钟仍呈胶冻状，使精子不能活动而成为束缚精子的"绳索"，属于病理情况，称为精液不液化。由于精液凝固不化，使精子发生凝集或制动，减缓或抑制了精子的正常运动，使其不能通过宫颈而致不育。本病属中医"淋浊"、"精寒"、"精热"等范畴。

要把精子解放出来，还其"英雄本色"就必须斩断束缚精子的"绳索"，运用斩断"绳索"的利剑——中医中药治疗如下。

（1）肾阴亏损证

临床表现：婚后不育，精液黏稠不液化。精子数、精子成活率、精子活动力正常或异常。头晕耳鸣，腰膝酸软，五心烦热，口干盗汗，失眠健忘，性欲不减。舌质红，少苔或无苔，脉细数。

治法：滋阴降火。

方药：壮水化育丹（庞保珍编著《不孕不育中医治疗学》）。知母、黄柏、乌梅、生地黄、白芍、麦冬、玄参、甘草、牡丹皮、车前草、枸杞子、淫羊藿。

中成药：知柏地黄丸，大蜜丸，一次1丸，一日2次。

（2）肾阳不足证

临床表现：精冷不育，精液黏稠而不液化。精子数、精子成活率、精子活动力正常或异常。阳痿早泄，腰膝酸软，畏寒阴冷，夜间多尿，小便清长。舌质淡，苔薄白，脉细弱。

治法：填精益气，温肾散寒。

方药：阳和化精丹（庞保珍编著《不孕不育中医治疗学》）。白芥子、麻黄、炮姜、熟地、鹿角胶、肉桂、甘草、淫羊藿、巴戟天、川断、当归、黄芪。

中成药：右归丸：口服，一次1丸，一日3次；或复方玄驹胶囊：口服，一次3粒，一日3次；或海龙胶口服液：口服。一次40毫升（2支），一日1~2次；或龟龄集：口服。一次2粒，一日1次，早饭前2小时淡盐水送服。

（3）湿热下注证

临床表现：婚后不育，精液黏稠不液化，精液腥臭黄浊，精子数、精子成活率、精子活动力正常或异常。精液内有脓、白细胞。小便灼热刺痛，频数淋漓，黄赤浑浊，甚则尿血，或小腹拘急，身倦嗜睡，舌苔黄腻，脉濡数或滑数。

治法：清热利湿，滋阴降火。

方药：清滋赞育丹（庞保珍编著《不孕不育中医治疗学》）。知母、黄柏、熟地黄、山药、山茱萸、茯苓、牡丹皮、车前子、栀子、萆薢、滑石、淫羊藿。

中成药：龙胆泻肝丸：口服。一次3~6克，一日2次。

（4）痰瘀阻滞证

临床表现：婚久不育，精液量少，黏稠不液化，死精子较多，伴面色黧黑，或皮肤色素沉着，会阴、小腹坠胀痛，或射精时刺痛，肢体困倦，神疲气短，头晕心悸，多素有痰湿，形体肥胖，舌暗红有瘀斑，苔腻，脉弦涩。

治法：化痰祛瘀，通利精道。

方药：导痰逐瘀丹（庞保珍编著《不孕不育中医治疗学》）。苍术、白术、半夏、茯苓、车前子、莱菔子、萆薢、穿山甲、水蛭、路路通、枳实、石菖蒲。

中成药：丹黄祛瘀胶囊：口服。一次2~4粒，一日2~3次。

8. 免疫性不育的中医辨证论治

免疫性不育是指由男性自身对抗精子的自身免疫反应所引起的不育症。中医学无相应病名，大致归属于"无子"、"求嗣"等范畴。

（1）肾阳不足证

临床表现：婚久不育，血清、精浆抗精子抗体阳性，精子密度、精子活力、精液液化时间异常或正常。畏寒肢冷，面色白，头晕耳鸣，腰膝酸软，小便清长，舌质淡，苔薄白，脉沉细。

治法：温肾壮阳。

方药：阳春逐疫丹（庞保珍编著《不孕不育中医治疗学》）。淫羊藿、巴戟天、菟丝子、肉苁蓉、熟地黄、山药、人参、黄芪、徐长卿、生甘草。

中成药：右归丸：口服，一次1丸，一日3次；或复方玄驹胶囊：口服，一次3粒，一日3次；或海龙胶口服液：口服。一次40毫升（2支），一日1~2次；或龟龄集：口服。一次2粒，一日1次，早饭前淡盐水送服。

（2）肾阴亏损

临床表现：婚久不育，血清、精浆抗精子抗体阳性，精子密度、精子活力异常或正常，或精子畸形率高，或精液不液化。眩晕耳鸣，五心烦热，腰膝酸软，口干溲黄，舌红苔少，脉细数。

治法：滋肾填精。

方药：壮水涤疫丹（庞保珍编著《不孕不育中医治疗学》）。生地黄、麦冬、玄参、白芍、女贞子、旱莲草、龟甲、鳖甲、牡丹皮、徐长卿、生甘草。

中成药：六味地黄颗粒：开水冲服，一次5克，一日2次。

（3）肺脾气虚证

临床表现：婚久不育，血清、精浆抗精子抗体阳性，常有上有上呼

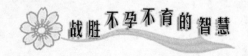
吸道感染及肠道感染史，平素容易感冒鼻塞，咽痛咳嗽，或有纳少便溏，腹胀腹痛，恶心欲吐，头昏自汗，面色少华，舌淡边有齿印，舌苔薄白，脉细弱。

治法：补肺健脾，祛邪活精。

方药：土金精泰丹（庞保珍编著《不孕不育中医治疗学》）。人参、白术、茯苓、黄芪、山药、砂仁、鸡内金、防风、黄芩、金银花、菟丝子、淫羊藿。

中成药：参鹿健肺胶囊：口服。一次3粒，一日3次。

（4）阴虚湿热证

临床表现：婚久不育，血清、精浆抗精子抗体阳性，午后潮热，五心烦热，口渴喜饮，腰膝酸软，尿黄便秘，夜寐盗汗，舌红少苔，脉细弦数。

治法：滋阴降火，清热利湿。

方药：文武赞精丹（庞保珍编著《不孕不育中医治疗学》）。生地黄、麦冬、白芍、知母、牡丹皮、枸杞子、泽泻、茯苓、车前子、碧玉散、萆薢、薏苡仁。

中成药：六味地黄颗粒：开水冲服，一次5克，一日2次。

（5）肝经湿热证

临床表现：婚久不育，血清、精浆抗精子抗体阳性，精子密度、精子活力多数异常，或精子畸形率高，或精液不液化。胸闷心悸，头晕而胀，口中干黏，渴不欲饮，小便黄少，舌质红，苔黄腻，脉滑数。

治法：清热化湿。

方药：清化祛疫汤（庞保珍编著《不孕不育中医治疗学》）。龙胆草、栀子、黄芩、制大黄、生地黄、牡丹皮、萆薢、车前子、白花蛇舌草、薏苡仁、生甘草。

中成药：龙胆泻肝丸：口服。一次3~6克，一日2次。

（6）气滞血瘀证

临床表现：婚久不育，血清、精浆抗精子抗体阳性，射精量少，常伴外生殖系外伤史或手术史，小腹、会阴时有刺痛，且痛处不移。舌质紫暗或有瘀斑瘀点，苔薄白，脉弦或涩。

治法：疏肝理气，活血破瘀。

方药：柴蛭精春汤（庞保珍编著《不孕不育中医治疗学》）。柴胡、水蛭、三棱、莪术、当归、白术、川断、制没药、黄芪、菟丝子。

中成药：血府逐瘀口服液：口服。一次1支，一日3次。

9. 精索静脉曲张的中医辨证论治

精索静脉曲张是指精索静脉因回流不畅，血流瘀积而造成的精索静脉蔓状丛发生扩张、伸长、纡曲，呈蔓状如蚯蚓盘曲在阴囊内，继而引起一系列临床症状的疾病。中医文献中无此病名，根据其临床表现：，属中医学"筋瘤"、"筋疝"的范畴。

（1）湿热瘀阻证

临床表现：精索静脉曲张如蚯蚓状，团块较大，阴囊坠胀、潮湿、烘热、瘙痒、疼痛或红肿，身重倦怠，脘腹痞满，口中黏腻，恶心，小便黄，舌红，苔黄腻，脉弦滑。

治法：清热利湿，化瘀通络。

方药：薏丹筋春汤（庞保珍编著《不孕不育中医治疗学》）。防己、萆薢、茵陈、薏苡仁、泽兰、牛膝、赤芍、牡丹皮、荔枝核、全枸橘、川楝子、柴胡。

中成药：花红胶囊：口服。一次4~5粒，一日3次。

（2）寒滞肝脉证

临床表现：精索静脉曲张，盘曲成团，青筋暴露，状若蚯蚓，久行、久立加重，平卧休息减轻，阴囊坠胀发凉，睾丸少腹抽痛，腰部冷痛，精清精冷，形寒肢冷，舌淡，苔白，脉弦细。

治法：温经散寒，益气通络。

方药：暖肝筋通汤（庞保珍编著《不孕不育中医治疗学》）。当归、芍药、丹参、桂枝、细辛、小茴香、高良姜、乌药、柴胡、橘核、荔枝核。

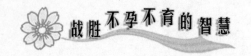

中成药：少腹逐瘀丸：口服。一次 1 丸，一日 2～3 次。

（3）瘀血阻络证

临床表现：筋瘤盘曲成团，状若蚯蚓，睾丸坠胀较重，甚则刺痛，劳累加重，休息后减轻，面色晦暗，精液异常，舌质暗或有瘀斑点，脉弦涩。

治法：活血化瘀，通络止痛。

方药：水蛭理筋汤（庞保珍编著《不孕不育中医治疗学》）。水蛭、三棱、莪术、昆布、制没药、当归、川芎、川楝子、延胡索、小茴香、荔枝核、柴胡。

中成药：血府逐瘀口服液：口服。一次 1 支，一日 3 次。

（4）气虚血瘀证

临床表现：筋疝盘曲如蚯蚓，阴囊坠胀不适，直立及久行后加重，负重后症状更为明显，神疲乏力，少气懒言，纳谷不振，大便溏薄，舌质淡胖，苔薄白，脉细软。

治法：益气升阳，佐以通络。

方药：参芪调筋汤（庞保珍编著《不孕不育中医治疗学》）。黄芪、人参、甘草、白术、柴胡、升麻、延胡索、丹参、三七、鸡血藤。

中成药：丹黄祛瘀胶囊：口服。一次 2～4 粒，一日 2～3 次。

（5）肝肾亏虚证

临床表现：阴囊青筋暴露，状若蚯蚓，阴囊、睾丸坠胀不适，时有隐痛，头晕目眩，腰膝酸软，失眠多梦，阳痿，不育，舌淡，苔白，脉沉细无力。

治法：补益肝肾，佐以通络。

方药：枸杞畅筋汤（庞保珍编著《不孕不育中医治疗学》）。枸杞子、熟地黄、山药、菟丝子、鹿角胶、龟板胶、山茱萸、川楝子、延胡索、当归、鸡血藤。

中成药：杞菊地黄胶囊：口服。一次 5 粒，一日 3 次。

主要参考文献

1. 王琦，曹开慵主编．中医男科学［M］．天津：天津科学技术出版社，1988

2. 冷方南主编．中医男科临床治疗学［M］．北京：人民卫生出版社，1991

3. 陈如钧，江鱼主编．不孕不育治疗学［M］．上海：上海科学技术出版社，1995

4. 程泾主编．实用中西医结合不孕不育诊疗学［M］．北京：中国中医药出版社，2000

5. 王永炎，王耀廷主编．今日中医妇科［M］．北京：人民卫生出版社，2000

6. 刘敏如，谭万信主编．中医妇产科学．［M］．北京：人民卫生出版社，2001

7. 李曰庆主编．中医外科学［M］．北京：中国中医药出版社，2002

8. 王心如，周作民主编．生殖医学［M］．北京：人民卫生出版社，2004

9. 庞保珍编著．健康长寿学［M］．聊城：聊城市新闻出版局，2005

10. 尤昭玲主编．中西医结合妇产科学［M］．北京：中国中医药出版社，2006

11. 陈志强，江海身主编．男科专病中医临床诊治，第二版［M］．北京：人民卫生出版社，2006

12. 曹开镛主编．中医男科诊断治疗学［M］．北京：中国医药科技出版社，2007

13. 司徒仪，杨家林主编．妇科专病中医临床诊治，第二版［M］．

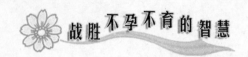

北京：人民卫生出版社，2007

14. 王琦主编．王琦男科学，第二版［M］．郑州：河南科学技术出版社，2007

15. 窦肇华主编．生殖生物学［M］．北京：人民卫生出版社，2007

16. 乔杰主编．生殖工程学［M］．北京：人民卫生出版社，2007

17. 周作民主编．生殖病理学［M］．北京：人民卫生出版社，2007

18. 朱长虹主编．生殖药理学［M］．北京：人民卫生出版社，2007

19. 王应雄主编．生殖健康学［M］．北京：人民卫生出版社，2007

20. 熊承良主编．临床生殖医学［M］．北京：人民卫生出版社，2007

21. 徐晓阳主编．性医学［M］．北京：人民卫生出版社，2007

22. 李铮等译．世界卫生组织男性不育标准化检查与诊疗手册［M］．北京：人民卫生出版社，2007

23. 庞保珍编著．不孕不育中医治疗学［M］．北京：人民军医出版社，2008

24. 张滨主编．性医学［M］．广州：广东教育出版社，2008

25. 曹兴午．男性不育应注意生活因素的影响［J］．中国性科学，2008，4（17）：45～48

26. 皇甫予苏．男性不育妙手医——专家教你如何防治男性不育［M］．北京：人民卫生出版社，2009

27. 徐福松主编．徐福松实用中医男科学．［M］．北京：中国中医药出版社，2009

28. 夏桂成主编．夏桂成实用中医妇科学［M］．北京：中国中医药出版社，2009

29. 庞保珍，庞清洋，赵焕云编著．不孕不育中医外治法［M］．北京：人民军医出版社，2009

30. 肖承悰主编．中医妇科临床研究［M］．北京：人民卫生出版社，2009

31. 中华医学会编著. 临床诊疗指南. 辅助生殖技术与精子库分册. [M]. 北京：人民卫生出版社，2009

32. 罗丽兰主编. 不孕与不育（第二版）[M]. 北京：人民卫生出版社，2009

33. 庞保珍编著. 不孕不育名方精选 [M]. 北京：人民军医出版社，2011

34. 连方，齐聪主编. 中西医结合妇产科学 [M]. 北京：人民卫生出版社，2012

35. 刘晓红，张运平主编. 不孕不育患者必读 [M]. 北京：人民卫生出版社，2012

36. 庞保珍编著. 性功能障碍防治精华 [M]. 北京：人民军医出版社，2012.

37. 庞保珍主编. 饮食养生之道 [M]. 北京：中医古籍出版社，2012

38. 庞保珍主编. 男性健康之道 [M]. 北京：中医古籍出版社，2012

39. 庞保珍主编. 放松心情之道 [M]. 北京：中医古籍出版社，2012

40. 廖爱华主编. 女性不育症 [M]. 北京：人民卫生出版社，2012

41. 李淑玲，庞保珍主编. 中西医临床生殖医学 [M]. 北京：中医古籍出版社，2013

42. 孙伟主编：常用不孕不育经验方及治法 [M]. 济南：山东科学技术出版社，2013

43. 曹开镛，庞保珍主编. 中医男科病证诊断与疗效评价标准 [M]. 北京：人民卫生出版社，2013